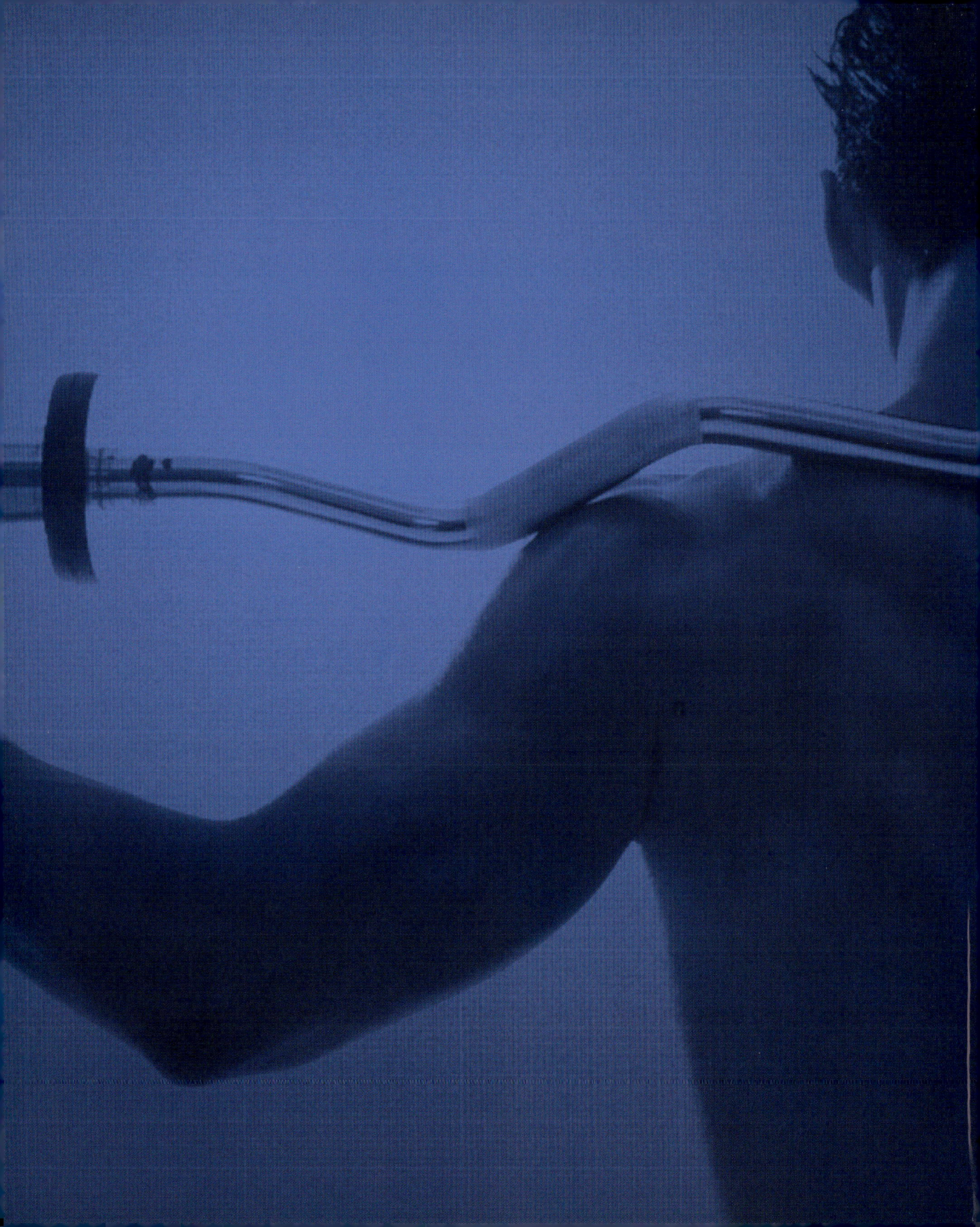

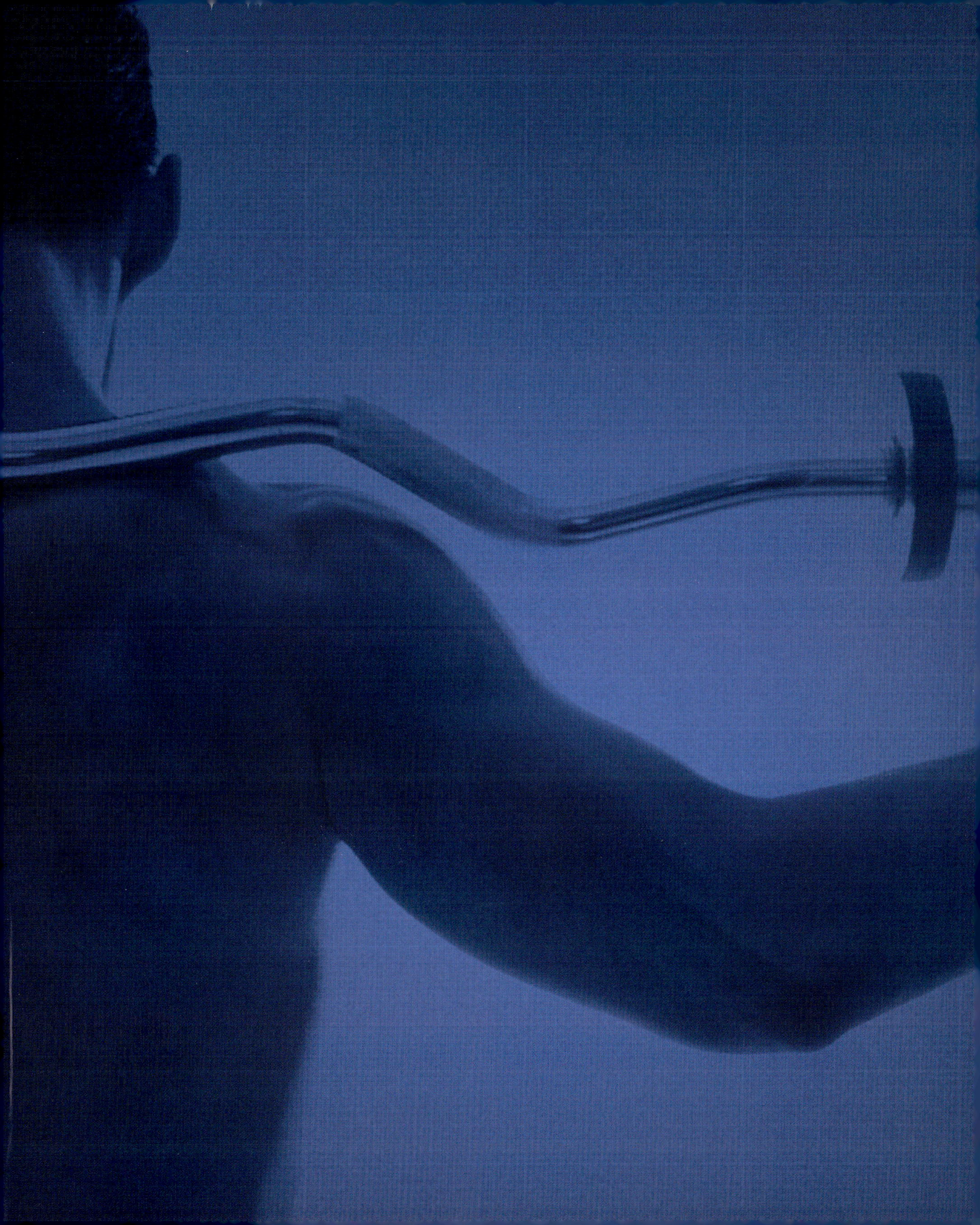

절대남자

최강 마스터 군단이 공개하는 남자를 완성하는 1% 시크릿

절대남자

ⓒ 2014, 남성 라이프 스타일 채널 **XTM**

초판 1쇄 발행 2014년 2월 24일
초판 2쇄 발행 2014년 3월 10일

지은이 남성 라이프 스타일 채널 **XTM**
감수자 한동길 · 김승현 · 안지현
펴낸이 유정연

책임편집 김소영
기획편집 김세원 최창욱 장지연 **전자책** 이정 **디자인** 신묘정 이애리
마케팅 이유섭 최현준 **경영지원** 박승남 김선영

펴낸곳 흐름출판 **출판등록** 제313-2003-199호(2003년 5월 28일)
주소 서울시 마포구 서교동 464-41번지 미진빌딩 3층(121-842)
전화 (02)325-4944 **팩스** (02)325-4945 **이메일** book@hbooks.co.kr
홈페이지 http://www.nwmedia.co.kr **블로그** blog.naver.com/nextwave7
출력·인쇄·제본 (주)현문 **용지** 월드페이퍼(주) **후가공** (주)이지앤비(특허 제10-1081185호)

ISBN 978-89-6596-102-4 13690

이 도서의 국립중앙도서관 출판시도서목록(CIP)은 e-CIP홈페이지(http://www.nl.go.kr/ecip)와 국가자료공동목록시스템
(http://www.nl.go.kr/kolisnet)에서 이용하실 수 있습니다. (CIP제어번호 : CIP2014004000)

my 는 흐름출판의 생활 · 예술 · 에세이 브랜드입니다. **Make Your Life, MY!**

최강 마스터 군단이
공 개 하 는
남자를 완성하는
1 % 시 크 릿

절대남자

남성 라이프 스타일 채널 XTM 지음 | 한동길·김승현·안지현 감수

my

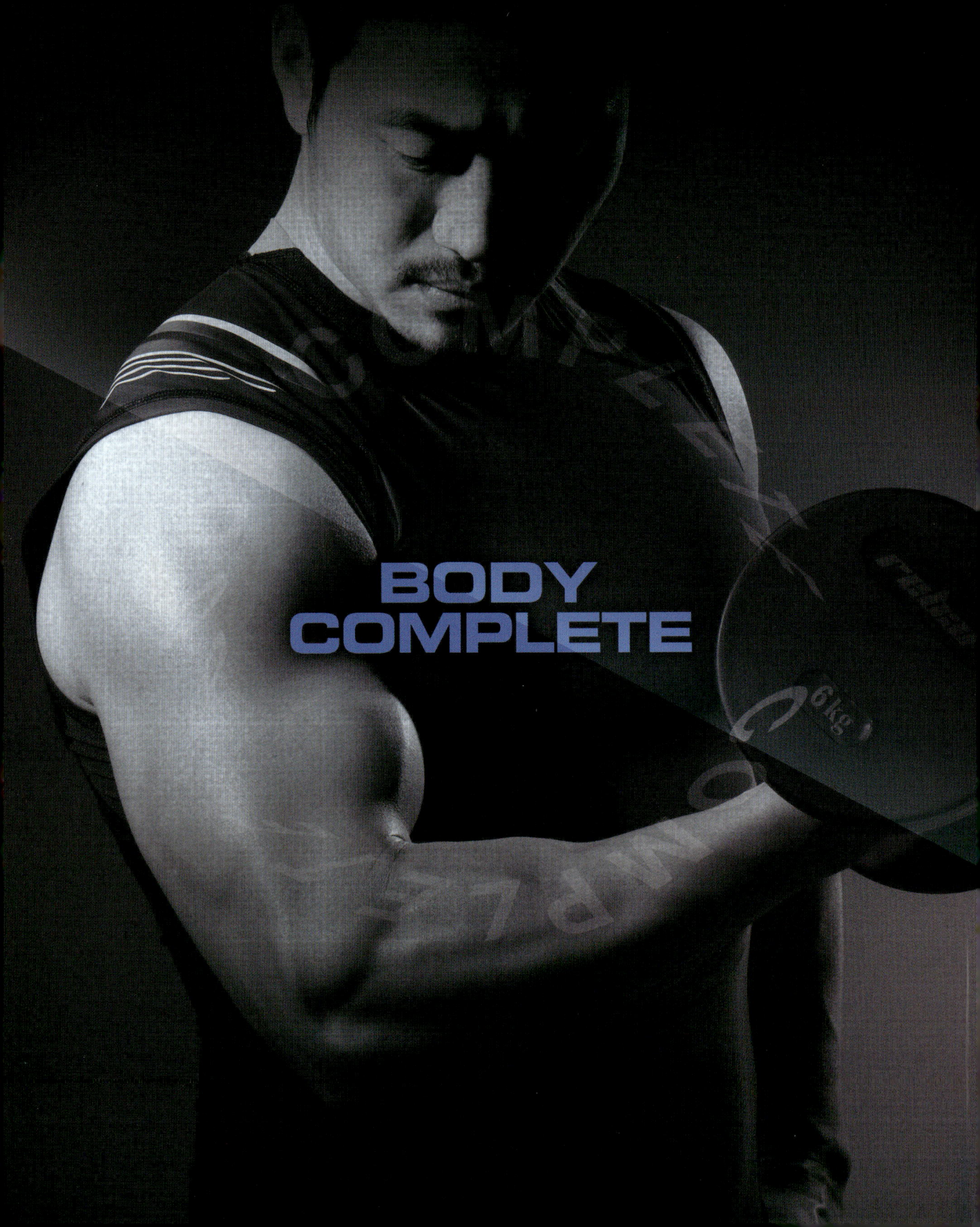

BODY COMPLETE

■ 바쁜 일상과 병행할 수 있는 현실적인 운동법과 남자들이 궁금했던 건강정보가 균형 있게 담겨 있는 책이다. 건강관리가 막연하기만 한 분들도 부담스럽지 않게 읽고 따라할 수 있을 것이다.

> 절대남자 MC · 아나운서 **오상진**

■ 프로파이터에 도전하면서 나 자신과의 싸움이 가장 힘들다는 것을 절감했다. 건강을 위해 바쁜 일상이나 나쁜 생활습관과 싸워야 하는 남성들에게 추천하고 싶다.

> 개그맨 **윤형빈**

■ Gym은 저마다 다른 이유로 찾지만 땀흘려 운동하는 남자는 누구든 멋있고 당당하다. 《절대남자》 책이 운동을 시작하는 남자들에게 도움이 되리라 믿는다.

> 프로파이터 MMA GYM대표 **서두원**

■ 무엇인가에 몰두한다는 것은 대단한 활력이고 기쁨이다. 나에게 자동차가 그렇다. 소홀했던 몸에 집중할 때라고 느낀다면 이 책이 든든한 메이트가 될 것이다.

> 탑기어코리아 MC · 가수 · 카레이서 **김진표**

당신도 **절대남자**가 될 수 있다!

최근 몇 년간 피트니스에 대한 남자들의 관심은 계속 커져왔다. 〈절대남자〉는 그런 관심을 충족시켜주는 국내 유일의 남성 피트니스 프로그램이다. 특히 지난 해 방송된 〈절대남자 Body Complete〉는 몸만 탄탄해 보이기만 한 것이 아니라 실제 건강한 몸을 만드는 방법을 소개했다. 정확한 건강 정보와 사람들이 쉽게 따라할 수 있는 운동법들을 개발하기 위해 수많은 자료를 찾고, 전문가들을 찾아 나섰다. 그 결과 우리는 70여 명의 스태프와 전문가들이 밤낮으로 머리를 맞대며 '남자의 탄탄하고 건강한 몸 만들기'를 주제로 작업했다.

우리는 프로그램을 통해 겉으로 보이는 몸매만을 위한 운동이 아닌 건강을 위한 운동에 초점을 맞추었다. '왜 운동을 해야 하는지', '이 운동은 어떤 효과를 불러오는지'를 자세하게 알려준 뒤 쉽게 따라할 수 있는 운동법을 소개하는 데 목적을 두었다.

국내 최고의 트레이너와 의학, 푸드, 스포츠 분야 전문가들로 이루어진 절대남자의 '최강 마스터 군단'은 1% VVIP만 알고 있는 퍼스널 트레이닝 노하우, 1%만이 바

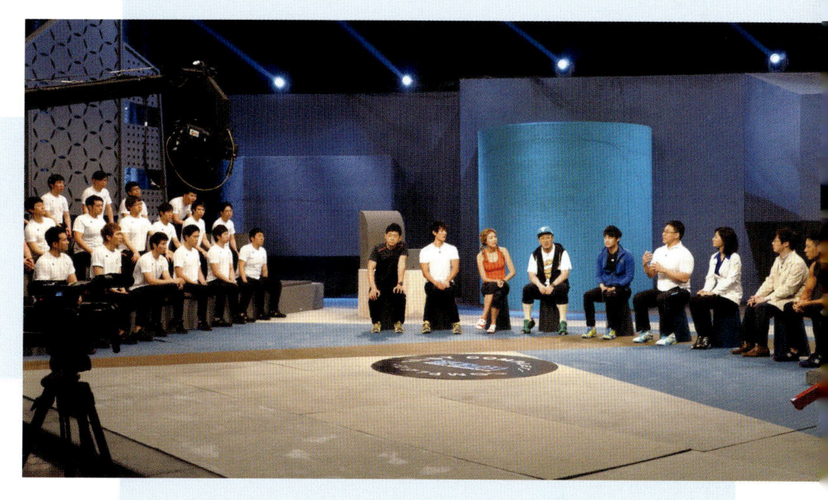

〈절대남자Body Complete〉의 패널들

르게 알고 있는 건강 상식, 100%의 효과를 내는 1%의 운동법을 다루며, 안팎으로 균형 잡힌 남자의 몸을 만드는 가이드가 되고자 했다.

〈절대남자〉를 시즌 3까지 진행하면서 연구한 노하우들을 바탕으로 책을 펴내기로 했고, 이 책에는 방송의 가장 핵심적인 내용을 담았다. 비만, 노화, 스태미나, 2주 몸 만들기, 7Days 셀프PT 등 아홉 가지의 핫한 주제하에 의학상식을 접목시킨 차별화된 운동법을 소개한다. 이 책으로 더 많은 남성들이 '절대남자'로 거듭나기를 기대한다.

유익하고 재미있는 프로그램을 만들기 위하여 고생한 모든 스태프들과 방송을 잘 이끌어준 오상진 아나운서를 비롯하여 데프콘, 이수정, 박재민, 김기욱 씨에게 감사의 인사를 전한다. 그리고 프로그램을 빛내주고, 책의 감수를 맡아준 피지컬 마스터 한동길 트레이너와 촬영에 임해준 보디 마스터 김승현 트레이너, 건강 정보를 알려준 메디컬 마스터 안지현 의사에게도 감사의 인사를 전한다. 이 외에도 프로그램에 참여해준 전문가들에게 감사를 전한다.

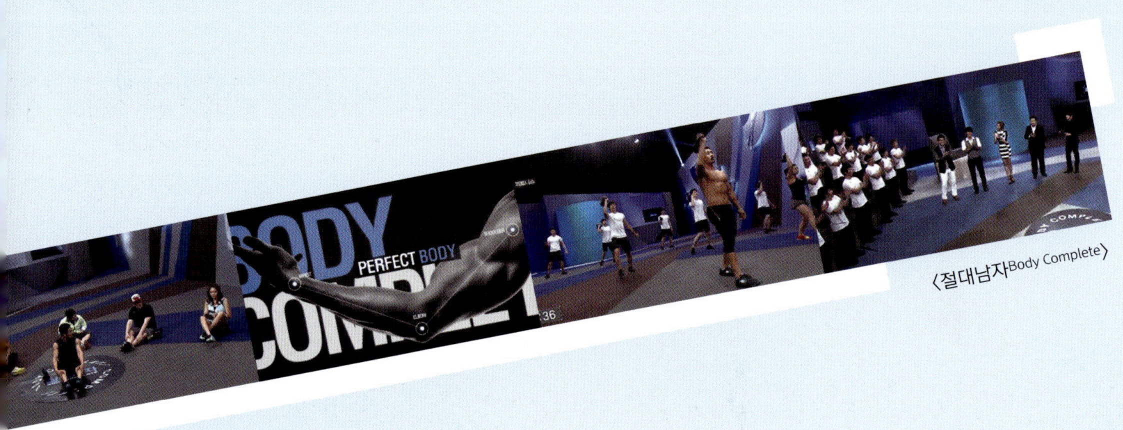

〈절대남자Body Complete〉

» 건강과 다이어트는 멀고도 긴 여정입니다. 그 길에 지름길을 알려주는 1%의 가이드. 당신의 몸이 조금 더 즐겁고 빠르게 멋져질 수 있기를!

| 절대남자 작가 **이자은 · 이재은 · 김진형 · 송항아 · 배인영**

» 건강을 위한 몸 이야기! 남자를 위한 피트니스 이야기! 또 한 명의 절대남자로 다시 태어날 바로 당신을 위한 이야기! 자 이제 시작하세요.

| 절대남자 제작PD **신동훈**

» 수많은 스태프와 전문가들이 오로지 남자의 탄탄한 몸만 연구한다! 이 흔치 않은 프로젝트의 정수만 모았어요.

| 절대남자 마케터 **진혜선**

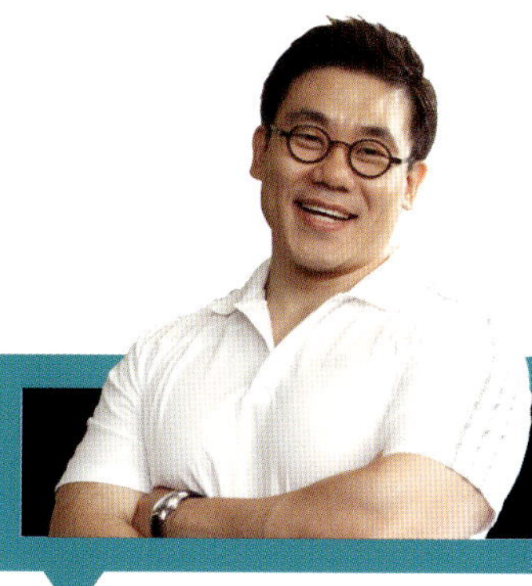

올해로 트레이너 생활 20년 차가 되었다. 그리고 20년 동안 내가 제일 잘한 일 중 하나가 바로 〈절대남자〉 시리즈에 피지컬 마스터로 출연한 것이다. 〈절대남자〉를 진행하며 내 스스로 몸에 대해 연구하고 분석하여 최고의 운동 프로그램을 만들려고 노력한 결과물을 이 책에 모두 담아냈다. 20년 동안 운동처방, 생리학, 인체재활공학, 물리치료, 해부학을 전공하며 수많은 책들과 2,000명의 회원님을 지도하면서 축적한 지식과 경험을 〈절대남자〉를 통해 정리하고 연구했다.

자신의 몸을 알아야 몸도 만들고 건강도 얻는다. 내 몸에 대해 깊이 생각한 뒤에, 나만의 운동법을 찾아 운동한다면 당신은 보다 더 효과적으로 운동 효과를 볼 수 있다. 또한 운동은 스스로 자신을 알아가는 남자의 평생 수련이기에 꾸준하게 운동하는 것을 습관화하는 게 중요하다. 지금 당장 서점에 가서 이 책《절대남자》를 구입하라! 그리고 이 책을 보고 따라하고 외우고 느껴라. 그러면 몸은 당신에게 진실로 멋지고 건강한 최고의 라인과 체력으로 보답할 것이다.

20년 넘게 연구한 나만의 운동과 건강 노하우를 담은 이 책이 당신을 우리나라 최고의 절대남자로 이끌어줄 것이라 믿는다.

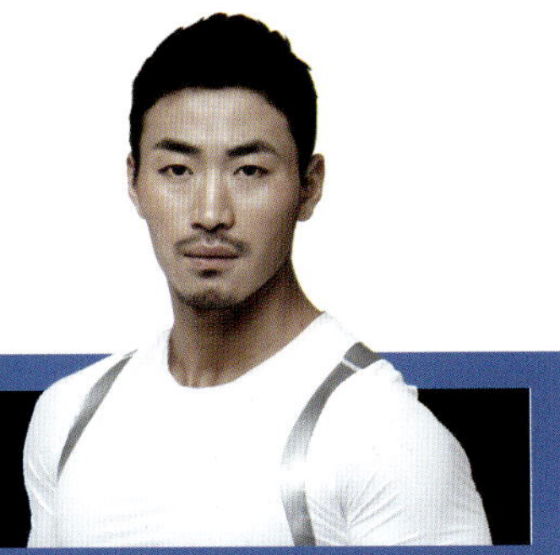

보디 마스터 **김승현**

남자의 외형적인 모습이 다양한 부분에 있어 중요한 시대가 되어서인지 요즘 헬스클럽을 찾는 회원들 중 태반이 '남성'이다. 과거 몸매 만들기에 열성적이었던 이들이 여성이었다면 현재는 남성들이 더 열정적인 모습을 보이고 있다. 헬스클럽을 찾는 남성들에게 군살 없이 탄탄한 근육질 몸매는 부러움의 대상이지만 남성들의 몸 트렌드도 시대에 따라 변했다. 보디빌더처럼 굵직한 근육으로 남성미가 강한 몸매에서 요즘은 슬림하게 갈라지는 잔근육으로 날렵해 보이는 몸매를 선호하는 추세다. 트레이너로서 꼭 해보고 싶던 프로그램 XTM의 〈절대남자〉 덕분에 더 많은 대중들과 만날 수 있어 큰 보람을 느꼈다. 이 책은 주먹구구식의 운동법이 아닌 피지컬, 보디, 메디컬 마스터들과 함께 각 분야의 필수 지식을 한 권에서 다룬 만큼 큰 진가가 있다고 생각한다. 진부한 운동법이 아닌 실용적이고 즐거운 운동법과 건강에 대한 지식들로 꽉 찬 이 책은 분명 당신을 절대남자로 만들어줄 것이다.

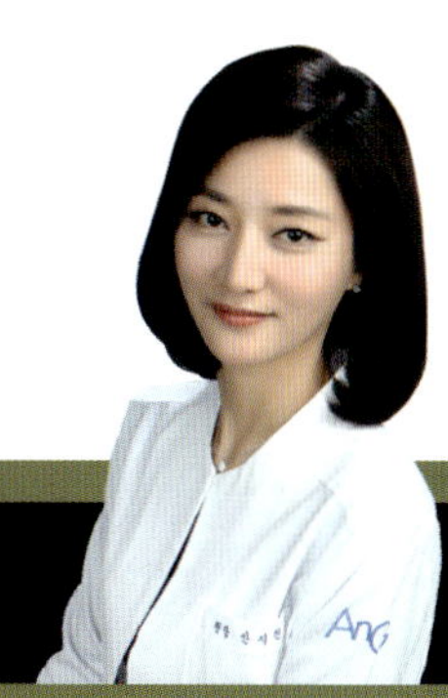

비만 환자를 15년간 보면서 눈에 띄게 달라진 것은 남성 고객들이 늘어난 것이다. 그것도 체중 감량만을 원하는 게 아니고 뱃살, 옆구리살, 허벅지살 등 원하는 체형에 대한 욕구가 생겼다. 누구나 몸짱이 될 수 있다는 말은 더 이상 통하지 않는다. 원론적인 운동이나 식이요법만을 알려주는 식상한 솔루션이 아닌 상황에 맞는 운동법, 레저스포츠, 술, 탈모, 스태미나, 남자의 향기 등 남자들의 라이프 스타일 자체를 변화시키는 친절한 설명서가 바로 이 책《절대남자》다. 외모도 실력이다. 외모 지상주의 사회를 비난하는 지식인도 있지만 나이보다 젊고 건강하게 멋진 체형의 주인공이 되는 것은 행복한 일이다. 그러나 많은 남성들이 운동을 시도하고 헬스클럽에 등록해도 오래 지속하지 못하는 게 현실이다. 체형과 라이프 스타일의 변화는 꾸준한 노력이 필요하다. 이제 이 책을 참고서로 삼아 자기주도학습의 매력남이 되는 건 어떨까. 각 분야의 마스터들이 각각의 노하우를 속속들이 풀어 남자들의 매력을 한층 더 업그레이드해줄 수 있는 책이다. 자신을 사랑한다면 지금 당장 체형을 개선시키고 라이프 스타일을 바꿔라. 그러기 위해 절대적으로 필요한 남성백서라 감히 말하고 싶다.

이 책에 소개된 **운동법의 효과**

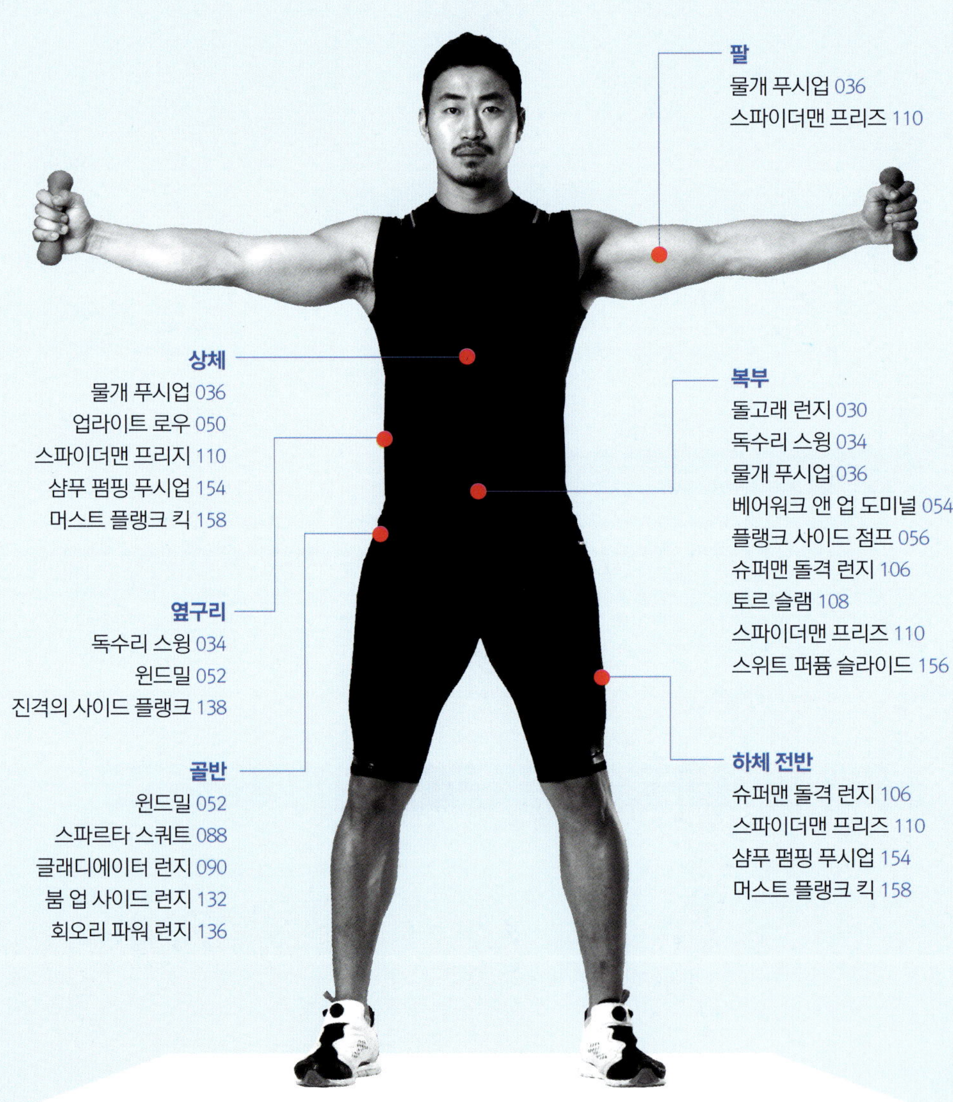

이 책에서 소개하는 운동법들은 모든 신체에 영향을 주지만, 특히 더 도움이 되는 신체 부위를 정리했다.
필요에 따라 찾아서 운동할 수 있다.

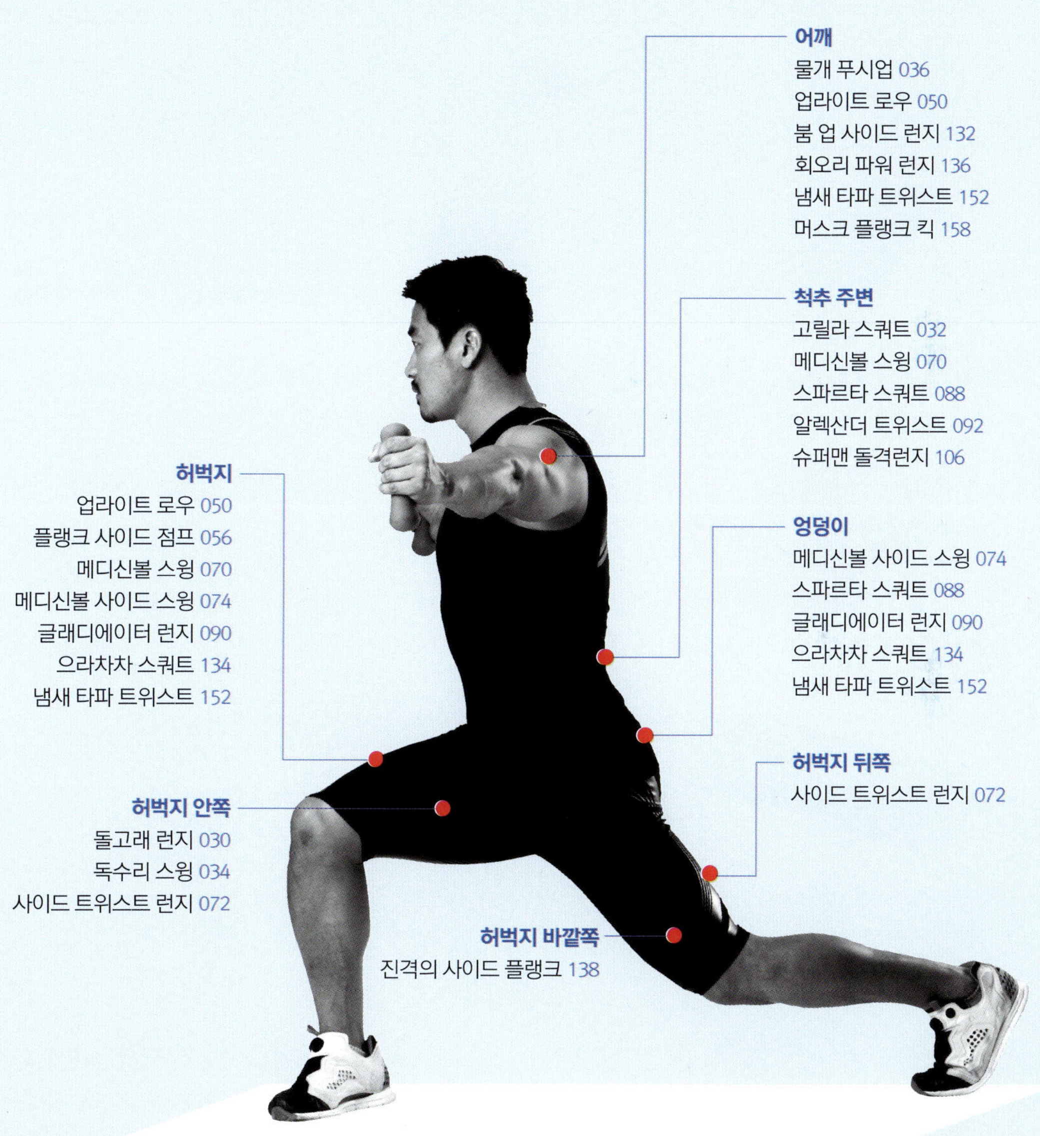

이 책에 사용된 **운동 기구**

이 책에서 소개하는 운동법의 효과를 더욱 높이는 데 도움을 준다.

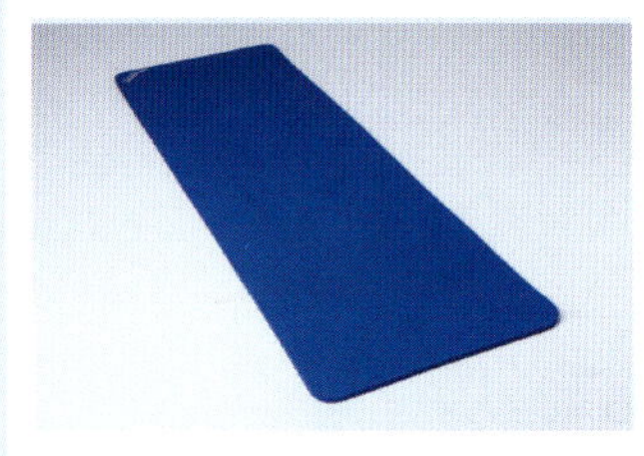

매트

운동 시 부상을 예방할 수 있는 기구다.

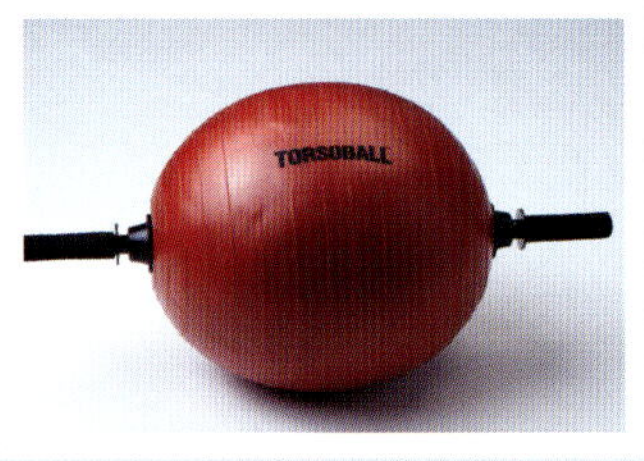

토소볼

볼에 핸들이 달린 운동 기구로 장소와 시간의 제약 없이 쉽고
재미있게 근력을 키울 수 있게 도와준다.

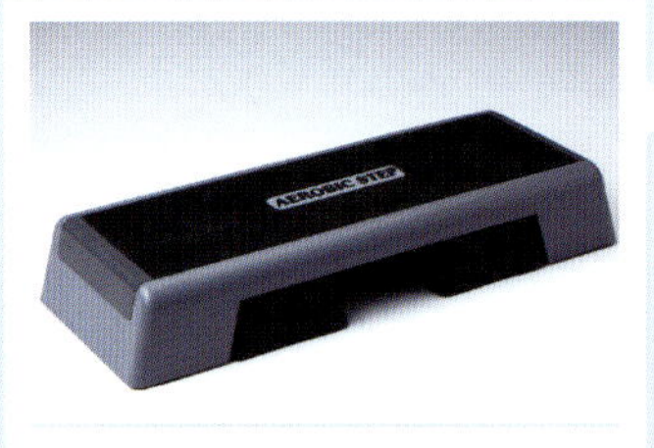

스텝박스

계단 높이 정도로 된 운동 기구로 GX 프로그램이나 에어로빅
에서 사용된다.

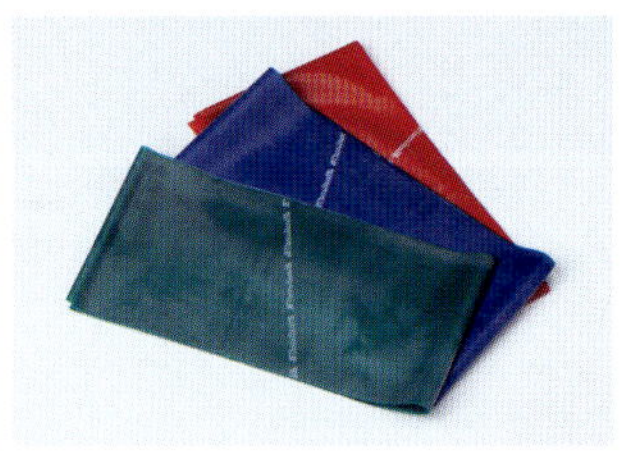

밴드

자세 교정, 근력 강화 등 운동 효과를 높여주는 운동 기구다.

메디신볼

운동용으로 던지고 받을 수 있는 무게가 있는 공을 뜻하는 메디신볼은 1kg부터 5kg까지 무게가 다양하다. 메디신볼로 운동을 하면 복근과 어깨, 팔다리를 동시에 발달시켜준다.

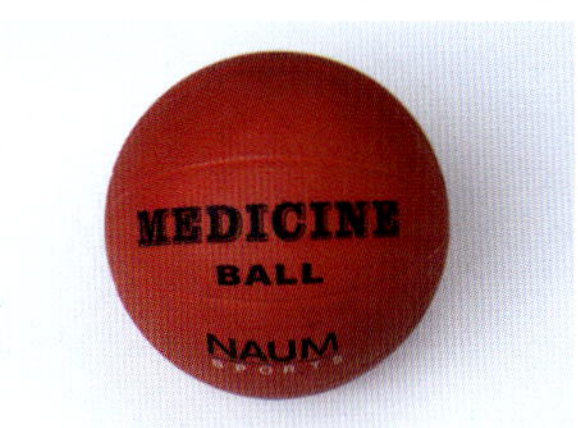

케틀벨

'내 손 안의 체육관'이라고 부르기도 하는 케틀벨은 4kg부터 40kg까지 크기와 무게가 다양하다. 케틀벨은 지구력과 근력, 유산소 운동이 한꺼번에 가능한 운동 기구다.

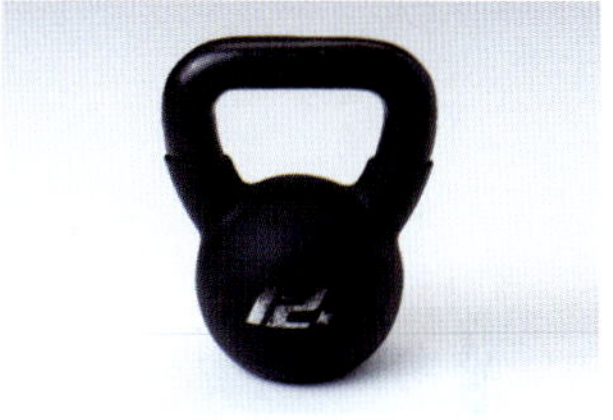

덤벨

팔 운동을 할 때 효과를 높여주는 운동 기구다.

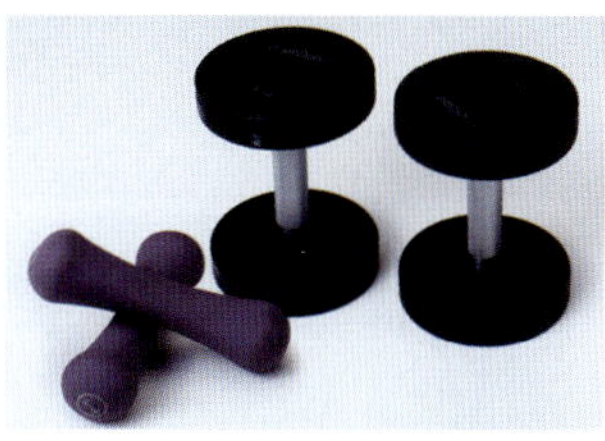

리버트 이퀄라이저

허들 같이 생긴 리버트 이퀄라이저는 복잡한 근력 운동 기구를 대신할 아주 간단한 도구로써 작은 공간에서 운동할 수 있는 장점이 있다.

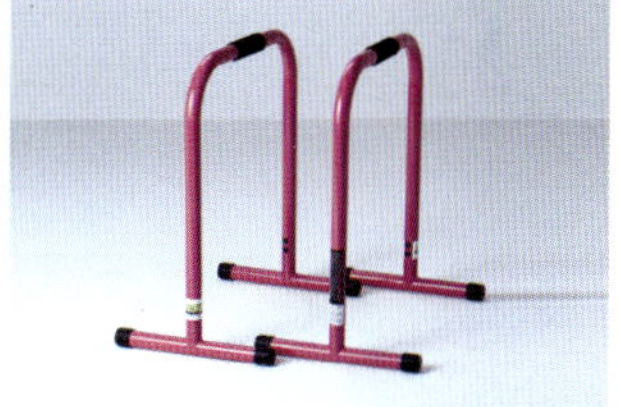

폼롤러

근육을 이완시키거나 스트레칭을 할 때, 몸의 밸런스를 잡으며 운동할 때 사용하는 운동 기구다.

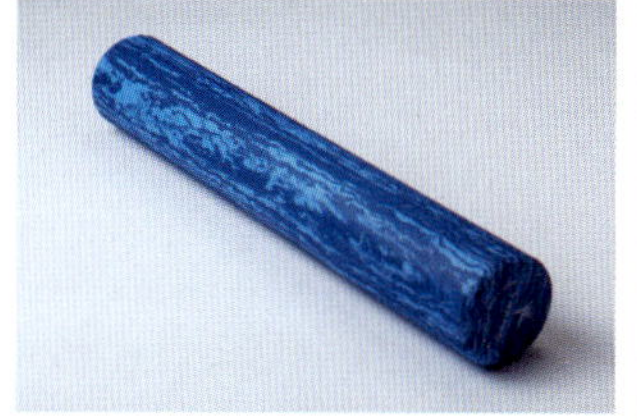

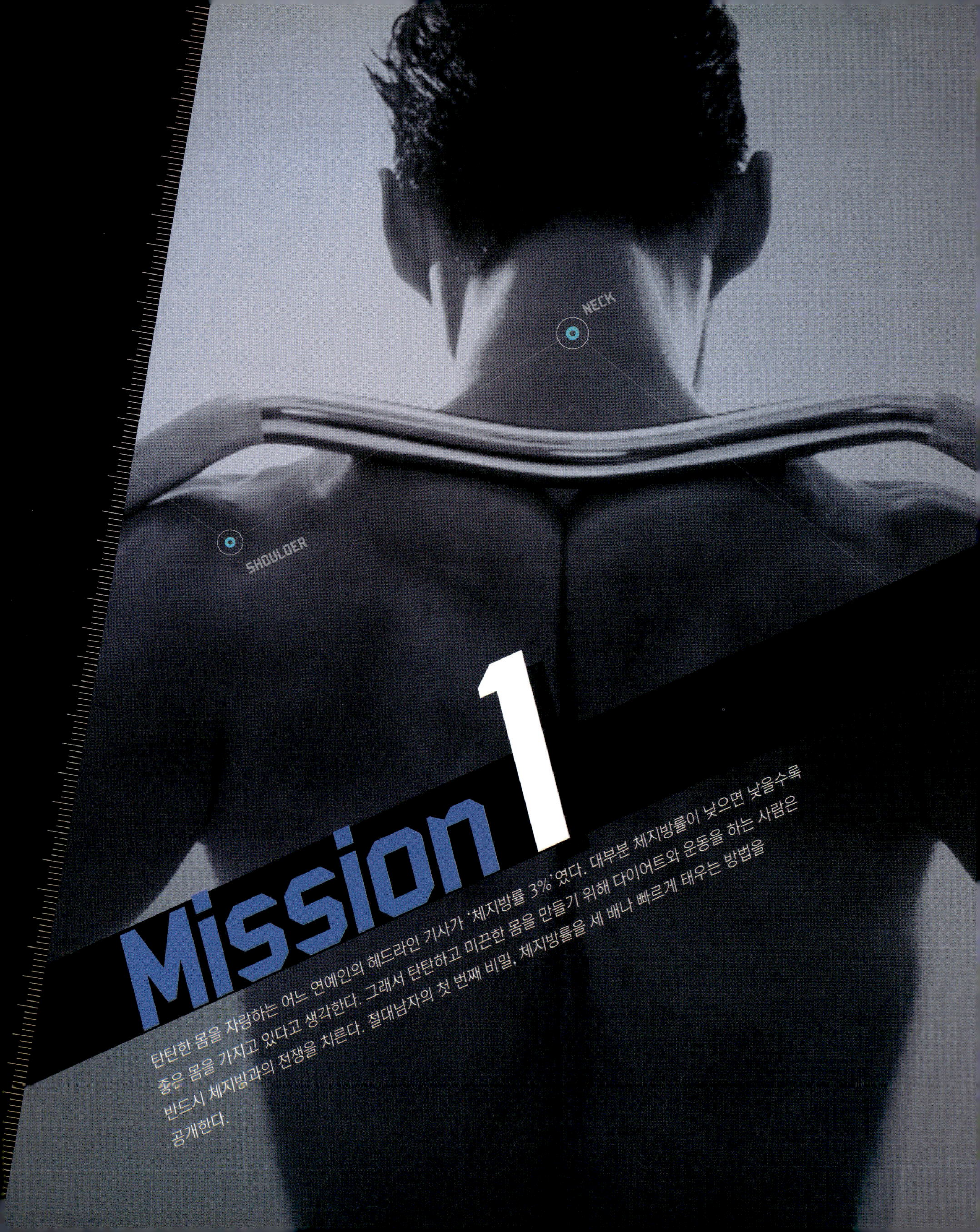

Mission 1

탄탄한 몸을 자랑하는 어느 연예인의 헤드라인 기사가 '체지방률 3%'였다. 대부분 체지방률이 낮으면 낮을수록 좋은 몸을 가지고 있다고 생각한다. 그래서 탄탄하고 미끈한 몸을 만들기 위해 다이어트와 운동을 하는 사람은 반드시 체지방과의 전쟁을 치른다. 절대남자의 첫 번째 비밀, 체지방률을 세 배나 빠르게 태우는 방법을 공개한다.

절대남자의 비밀,
체지방을 세 배속으로
태우다!
WRIST
ELBOW

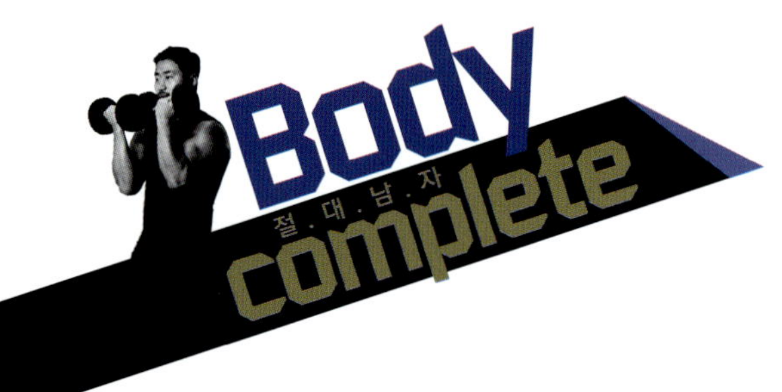

　　　　　　건강에 관심이 있거나 운동으로 탄탄한 몸을 만들고 싶어 하는 사람이라면 반드시 고민하는 게 있다. 바로 체지방이다. 체지방은 몸 속 지방을 말하는데 우리는 몸에 체지방이 쌓이는 걸로 꽤 스트레스를 받는다.

　그렇다면 체지방은 왜 쌓이는가. 한마디로 많이 먹고 그만큼 움직이지 않아서다. 몸에 쌓인 체지방은 모두 없애야 하는 걸까?

　사실 체지방은 음식을 통해 섭취한 영양분 중 쓰고 남은 영양분을 몸 안에 쌓아놓는 에너지 창고다. 때문에 잉여 영양분을 잘 보관했다가 필요할 때 쓰면 된다. 실제로 건강한 몸을 위해서는 일정 정도의 체지방이 반드시 있어야 한다. 가끔 다이어트 관련 광고에서 '체지방률 0%에 도전하라!'와 같은 문구를 볼 때가 있는데, 이는 굉장히 위험한 이야기다. 남자의 경우 15~20% 정도의 체지방을 가지고 있어야 정상이라 할 수 있다. 다시 말해서 20%보다 많거나 15%보다 적으면 문제가 된다. 예를 들어 체지방이 정상 수치보다 과도하게 넘치면 비만이라고 한다. 비만이 되면 내장지방이 많아지고, 이는 고혈압, 당뇨병, 고지혈증 등과 같은 각종 성인병을 부르는 가장 큰 원인이 된다. 반대로 체지방이 너무 적으면 호르몬이 제대로 합성되지 않아 탈모와 피부트러블, 만성피로 등을 불러올 수 있다.

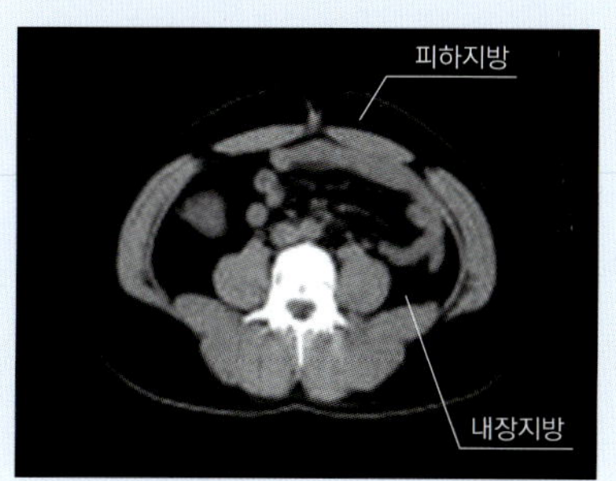

피하지방과 내장지방의 차이점

뱃살을 손으로 잡아봤을 때 겉가죽에서 얇게 지방이 잡히면 피하지방이고 단단해서 잘 잡히지 않거나 묵직하게 잡히면 내장지방이다. 또 살이 말랑말랑하다면 내장지방보다는 피하지방인 경우가 많다. 피하지방은 내장지방보다 빼기가 더 수월하기 때문에 물살일수록 다이어트 할 때 살이 잘 빠진다는 말이 나온 것이다.

❱ 피하지방과 내장지방

체지방을 유지하는 두 가지 요소

적당한 체지방을 유지하는 데는 체질도 중요한 요소로 작용한다. 같은 양을 먹어도 살이 더 잘 찌는 사람이 있고 밥을 몇 공기씩 먹어도 살이 안 찌는 사람이 있다. 이는 체질 때문인데, 한의학에서는 사람의 체질을 다섯 가지로 설명한다. 목木, 화火, 토土, 금金, 수水. 이를 '오행五行'이라고 한다. 그중 살이 가장 잘 찌는 체질은 목 체질이며, 같은 체질이라도 음 체질인지 양 체질인지에 따라 또 달라진다.

　체질의 문제가 아니라도 다들 똑같이 먹고도 혼자만 살이 찌는 경우가 있다. 보통 기초대사량이 떨어졌을 때 그렇다. 기초대사량이란 아무것도 안 하고 숨만 쉬어도 소비되는 열량을 말하는데, 기초대사량이 높으면 가만히 있어도 소비되는 에너지가 많아 살이 잘 안 찐다. 또한 우리 몸의 기초대사량 중 근육이 관여하는 부분이 60%이므로 체지방을 줄이고 근육을 늘리는 게 살이 쉽게 찌지 않도록 만드는 첫 번째 단계라고 할 수 있다.

기초대사량 계산법

남자 : 66.47 + (13.75×몸무게) + (5×키) – (6.76×나이)
여자 : 655.1 + (9.56×몸무게) + (1.85×키) – (4.68×나이)

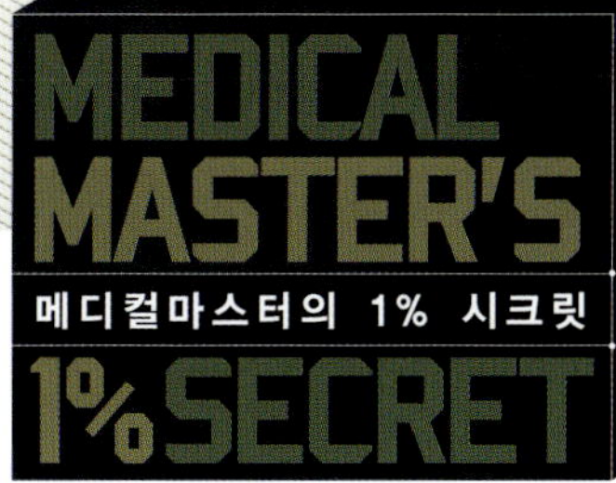

그렇다면 어떻게 해야 적당한 체지방을 유지할 수 있을까? 정상 수치보다 늘어난 체지방은 어떻게 해야 뺄 수 있을까? 단식을 하거나 1일 1식을 하거나 체지방을 분해하는 약을 먹거나 닭 가슴살에 계란 흰자만 먹으면 되는 걸까? 효과가 없는 방법들은 아닐 것이다. 하지만 지금까지 알려진 식이요법의 법칙을 확 뒤집는 비밀이 있다. 그 비밀로 체지방을 3배속으로 태울 수 있다면?

우리의 상식을 깨버릴 놀라운 1%의 비밀은 바로 지방으로 체지방을 태울 수 있다는 것이다. 기름에 튀긴 돈가스, 치킨, 감자튀김처럼 살이 찐다고 무조건 피하기만 했던 고열량 식품들을 먹으면서도 체지방을 뺄 수 있다.

탄수화물은 적게, 지방은 많이

〈절대남자〉에서 일주일간 식단 실험을 진행해보았다. 그 결과 고지방 음식인 삼겹살에 베이컨과 버터 같은 것들을 다 먹고도 일주일 만에 체지방이 2.4kg이나 빠

	월	화	수	목	금	토	일
아침	검은콩두유 1잔 바나나 1개	소시지 120g 삶은 계란 2개	참치샐러드 250g 오리엔탈 드레싱 1스 푼 사과 1/2개	버섯브로콜리 볶음 계란프라이 1개 방울토마토 10개	닭가슴살 샐러드 200g 아메리카노 1잔 자몽 3조각	연두부 1모 오리엔탈 드레싱 1스 푼 삶은 계란 2개 방울토마토 10개	참치샐러드 250g 오리엔탈 드레싱 1 스푼 사과 1/2개
점심	생선회 (탄수화물 제한)	스크램블 에그 100g 베이컨 100g 자몽 3조각	구운 치킨 5조각	돼지고기 보쌈 150g (탄수화물 제한)	안심스테이크 250g 샐러드 1/2 접시 버섯생크림소스 35g	돼지고기 보쌈150g	(탄수화물 제한) 훈제오리 200g 머스터드 소스 1스푼 무쌈 또는 쌈채소
간식	아메리카노 1잔 (생크림 휘핑 35g)						검은콩 두유 1잔
저녁	버거 (빵, 소스 불포함)	삼겹살 250g 김치 100g 상추 30장 쌈장 1종지 22g	두부김치	데친 오징어 60g 브로컬리 140g 초고추장 1종지 20g	장어 소금구이 250g 쌈채소 20장	데친 오징어 60g 브로컬리 140g 초고추장 1종지 20g	고등어구이 1토막 72g 두부 1/2모 200g 상추쌈

❯ 고지방저탄수화물 식단표

지는 놀라운 결과가 나타났다. 게다가 근육량이 0.5kg이나 늘었다. 무슨 일이 일어난 것일까?

우리는 보통 다이어트를 할 때 고칼로리인 지방을 무조건 배제하는데, 사실 살이 찌는 건 지방 때문이 아니다. 문제는 탄수화물이다. 한국인의 경우, 식단 자체가 고탄수화물로 이루어져 있다. 그렇기 때문에 에너지로 소비되지 않고 체지방으로 축적되지 않도록 식단을 조절하는 것이 중요하다. 물론 '밥심'으로 버틴다는 한국 사람으로서 밥의 유혹을 뿌리치기란 쉬운 일이 아닐 것이다. 하지만 저지방 위주의 다이어트를 할 때는 전혀 먹을 수 없다고 생각한 음식들을 먹을 수 있으니 만족도는 훨씬 높다. 다이어트를 위해 평소 먹던 양보다 적게 먹는데도 배가 고프지 않은 것도 같은 이유다. 정확히는 지방세포에서 분비되는 호르몬인 '렙틴Leptin'이 포만감을 느끼게 하기 때문이다. 살을 뺀다고 지나치게 음식량을 줄이면 포만감을 일으키는 렙틴 농도가 줄어 강력한 배고픔의 신호를 보내는데, 그것이 결국 식탐으로 이어진다.

체지방이 사회적 문제가 되는 미국에서도 이와 관련한 논문이 발표된 적이 있다. 스탠퍼드대학교 예약의학연구소의 크리스토퍼 가드너 박사가 쓴 논문으로, 과체중 여성 311명에게 여러 다이어트를 시도한 내용을 담고 있다. 이 논문의 내용은 같은 칼로리라도 '탄수화물은 적게, 지방은 많이' 먹는 다이어트가 '탄수화물은 많이, 지방은 적게' 먹는 다이어트보다 2.1kg이나 체지방이 잘 빠진다는 것이었다.

'탄수화물은 많이, 지방은 적게' 먹는 다이어트보다 더 무효한 다이어트는 한 종류의 음식만 먹는 원푸드 다이어트다. 우리 몸은 다섯 가지 영양소 모두를 필요로 하기 때문에 한쪽으로 편중된 식습관이나 식단은 몸의 균형을 깨뜨려 체지방 축적을 불러오는 원인이 될 수 있다.

'탄수화물은 적게, 지방은 많이' 먹는 다이어트가 모든 사람들에게 다 좋다고는 할 수 없다. 고혈압이나 고지혈증을 가진 환자와 당뇨병 환자는 큰 위험이 따를 수 있다. 어떤 다이어트든 극단적인 다이어트는 건강을 해치는 법, 체지방을 빼야 할 때는 지방보다는 탄수화물을 줄여야 한다는 것만 기억하자.

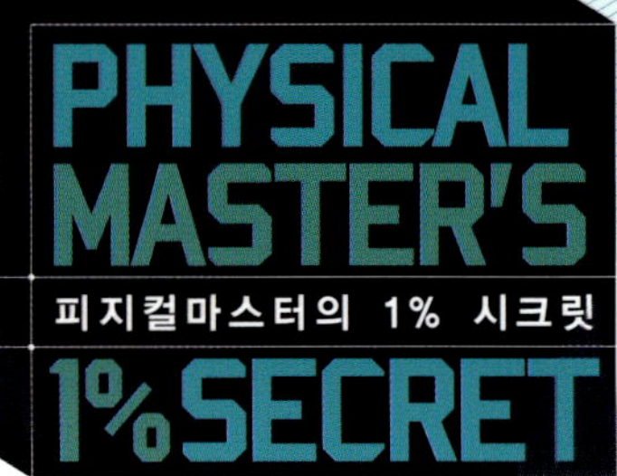

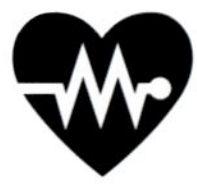 음식 조절과 함께 체지방을 빼는 아주 간단한 방법이 있다. 바로 얼음물에 발을 담그는 것이다. 어떻게 그것이 가능할까?

비밀은 체지방의 종류에 있다. 우리 몸의 지방은 갈색지방**Brown Fat**과 백색지방 **White Fat**으로 이루어져 있다. 갈색지방은 소비형 지방으로 에너지를 체내에 저장하지 않고, 그때그때 소비하는 형태를 띄며 백색지방은 에너지를 저장하는 비축형 지방을 말한다. 우리가 흔히 다이어트의 적이라고 꼽는 지방은 백색지방이다. 그런데 최근 갈색지방이 활성화되면 백색지방을 태우는 기능이 있다는 연구 결과가 밝혀졌다. 이 갈색지방이 활성화되는 시점이 바로 몸이 서늘하고 차가울 때인 것이다.

이는 실제로 핀란드의 투르크대학교 키르시 비르타넨 박사 팀이 실험을 통해 검증했다. 젊은 남성 다섯 명을 두 시간 동안 추운 방에서 얼음물에 발을 담그고 있게 한 결과 갈색지방이 백색지방을 연료로 사용해서 태운다는 사실이 확인되었다. 단시간 동안 서늘한 곳에 있기만 해도 갈색지방이 활성화되어 대사량을 증가시키는 것이다.

그렇다면 평소 더운 걸 싫어해서 언제나 시원하고 차가운 공간을 선호하는 이들은 그렇지 않은 이들보다 백색지방이 더 잘 태워질까? 알래스카처럼 추운 나라에 살면 결코 비만이 되지는 않는 걸까?

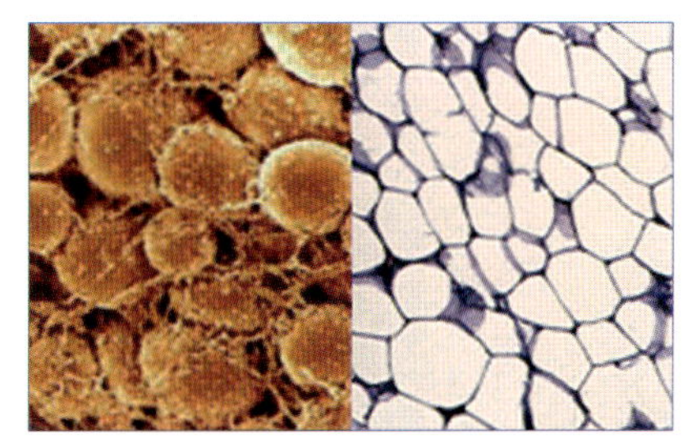

꼭 그렇지는 않다. 갈색지방의 양이 백색지방의 양보다 반만 되었더라도 이 세상에 비만 인구는 없었을 것이다. 하지만 갈색지방은 음식이나 다른 물질로 새로 만들어지지는 않는다. 더구나 자라면서 조금씩 소멸하는 탓에 성인이 되고 나면 몸에 남아 있는 양이 그리 많지 않다. 때문에 가지고 있는 갈색지방만으로 체지방을 모조리 태우기에는 아무래도 부족하다. 또한 추운 나라에 사는 사람들은 체온을 유지하기 위해 일부러 몸에 지방층이 쌓이도록 음식을 섭취하므로 비만이 아주 없지는 않은 것이다.

손발이 차거나 몸을 따뜻하게 보해야 하는 소음인들은 다른 방법을 쓰는 게 좋다. 어쨌든 땀을 많이 내기 위해 에어컨을 끄고 더운 상태에서 운동을 한다고 체지방을 더 잘 태울 수 있는 게 아니라는 건 분명하다.

얼음물에 발을 담근 채 할 수 있는 몇 가지 동작을 배워보자. 좁은 공간에서 체지방을 세 배속으로 태울 수 있는 쉬운 동작들이다. 얼음물에 발을 담글 때는 새끼발가락부터 발끝까지 천천히 담근다.

얼음으로 말끔하게 체지방 날리기 1

1. 두 발을 얼음물에 넣는다.

2. 그 상태에서 한 발씩 올렸다 내렸다 하는 동작을 한다.

3. 두 발을 번갈아가며 10회 반복한다.

얼음으로 말끔하게 체지방 날리기 2

1. 의자에 앉아 한쪽 발은 얼음물에 담근다.

2. 물에 담그지 않은 발을 들어 올리면서 몸통을 다리 쪽으로 돌린다. 5회 실시한다.

3. 반대쪽도 같은 동작으로 5회 실시한다.

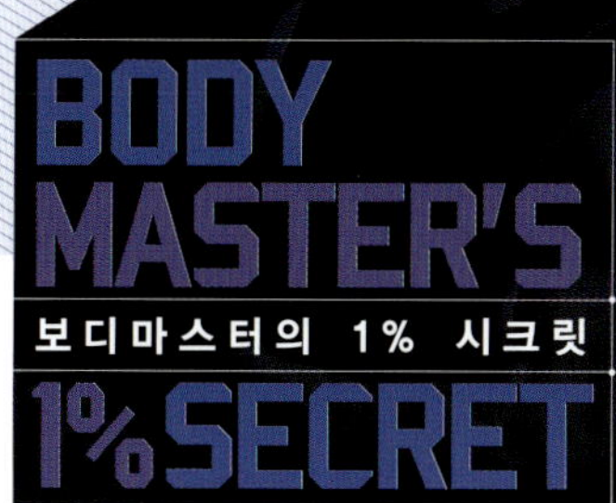

짐승돌로 유명한 2PM의 트레이너가 개발한 체지방 파괴 운동법이 있다. 일명 애니멀 운동법이다. 동물이 날렵하게 움직이는 모습에 운동법을 매치시켜 만든 것으로, 다른 운동법보다 순발력 있고 재미있게 체지방을 태울 수 있다.

애니멀 운동법의 핵심은 큰 힘을 낼 수 있는 대근육 중심의 운동법이다. 즉 가슴, 등, 허벅지 등의 대근육을 움직이는 운동이기 때문에 폭발적인 열량 소모를 할 수 있다. 보통 헬스클럽에 가면 주로 런닝머신이나 자전거타기 등의 유산소운동을 많이 하는데, 가장 효과적으로 체지방을 태울 수 있는 방법은 유산소운동과 근육운동인 무산소운동을 병행하는 것이다. 애니멀 운동법은 유산소운동뿐 아니라 큰 근육을 사용하는 무산소운동까지 결합된 완벽한 운동법이라 할 수 있다. 이 운동법을 10회 3세트만 하면 런닝머신 한 시간을 달린 것과 동일한 효과를 볼 수 있다. 이는 낮에 먹었던 햄버거 하나를 태우는 효과다. 단 10분이면 된다.

돌고래
런지

난이도 | 하

운동 효과　허벅지 안쪽 근육과 복근을 자극하는 운동으로써 하체를
발달시켜준다.

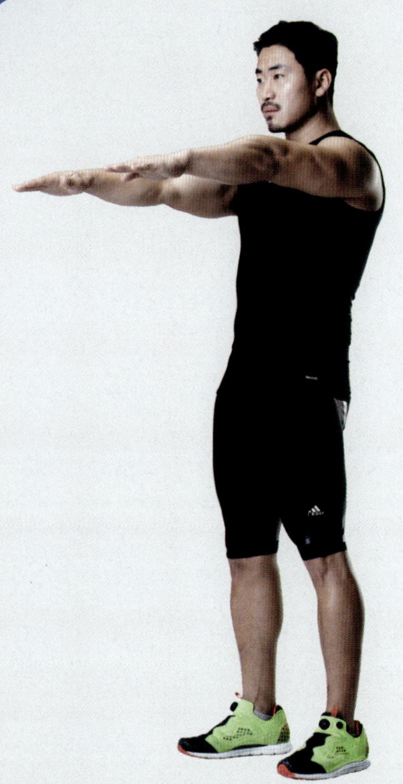

1　차렷 자세에서 양팔을 앞으로 뻗는다.

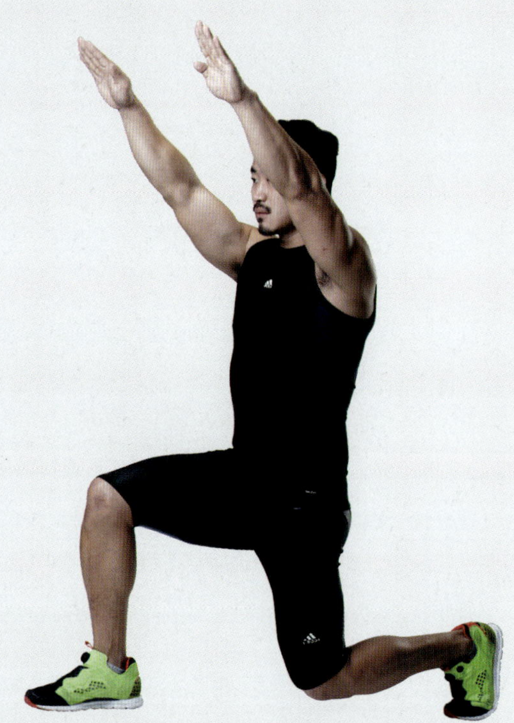

2　오른발을 내디디며 양팔을 반시계 방
향으로 돌린다.

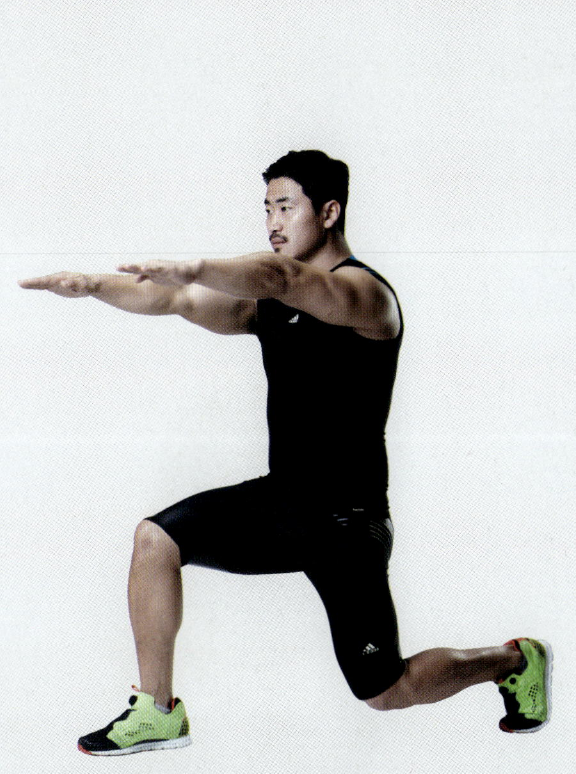

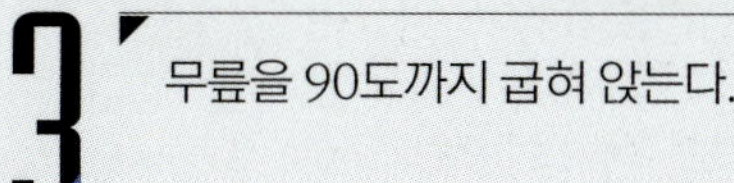

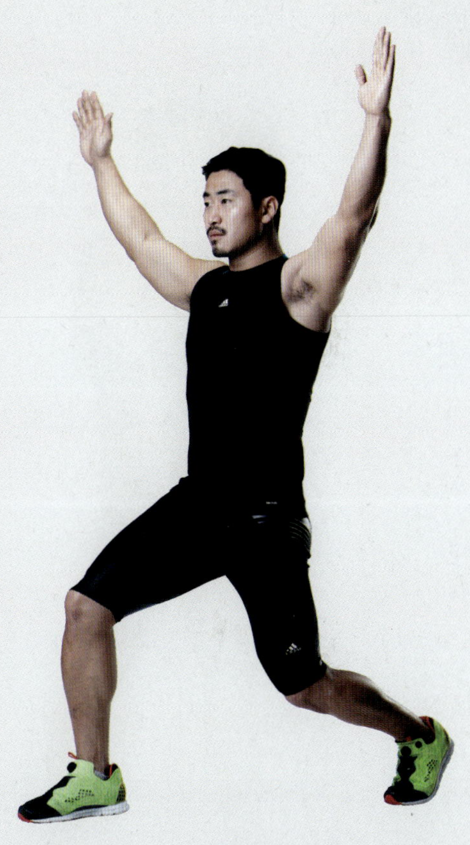

3 무릎을 90도까지 굽혀 앉는다.

4 양팔을 시계방향으로 돌리며 1번 자세로 돌아간다. 어깨에 무리가 가면 팔꿈치를 접은 상태로 돌린다.

5 반대쪽도 같은 방법으로 실시한다. 10세트를 한다.

고릴라 스쿼트

난이도 | 하

운동 효과 상체를 숙일 때 척추 뒷 근육을 자극시켜 튼튼한 허리를 만드는 데 도움이 되며, 앉는 자세에서는 하체 근육에 자극을 준다. 전신 근육을 모두 발달시킬 수 있는 운동이다.

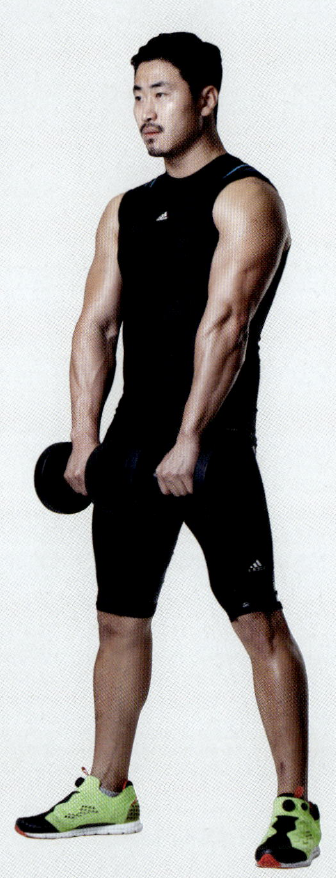

1 다리를 넓게 벌리고, 덤벨을 쥔 손은 손등이 앞을 향하도록 모은다.

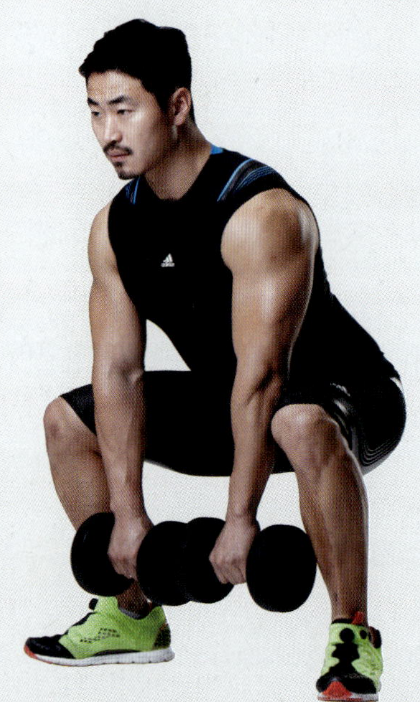

2 엉덩이를 뒤로 빼면서 덤벨을 종아리 위치까지 올 수 있도록 깊게 앉는다.

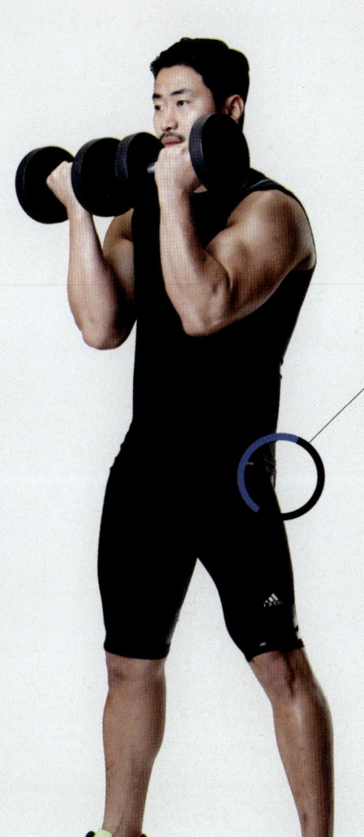

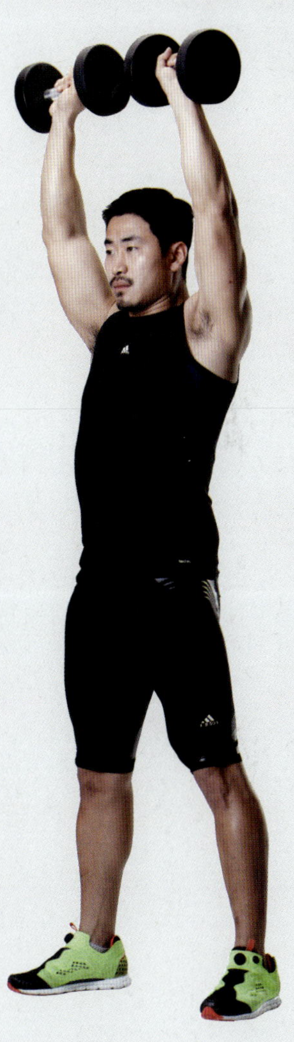

3 일어서면서 덤벨을 쥔 손바닥이 몸 쪽을 향하게 해서 쇄골 앞까지 들어 올린다.

4 덤벨을 머리 위로 번쩍 들어 올린다. 10세트를 실시한다.

독수리 스윙

난이도 | 중

운동 효과 다리를 뻗는 동작에서 허벅지 안쪽 근육을 자극하고, 팔을 뻗은 동작에서는 복근과 옆구리 근육에 자극을 준다.

1 푸시업 자세에서 양팔을 어깨너비로 벌린다.

2 오른발을 몸 안쪽으로 넣으면서 왼팔을 일직선이 되도록 뻗는다. 눈은 들어 올린 손끝을 향한다.

엉덩이가 바닥에 닿지 않도록 주의한다.

3 팔, 다리 순서로 제자리로 돌아온다.

4 반대쪽도 같은 방법으로 실시한다.
8세트를 실시한다.

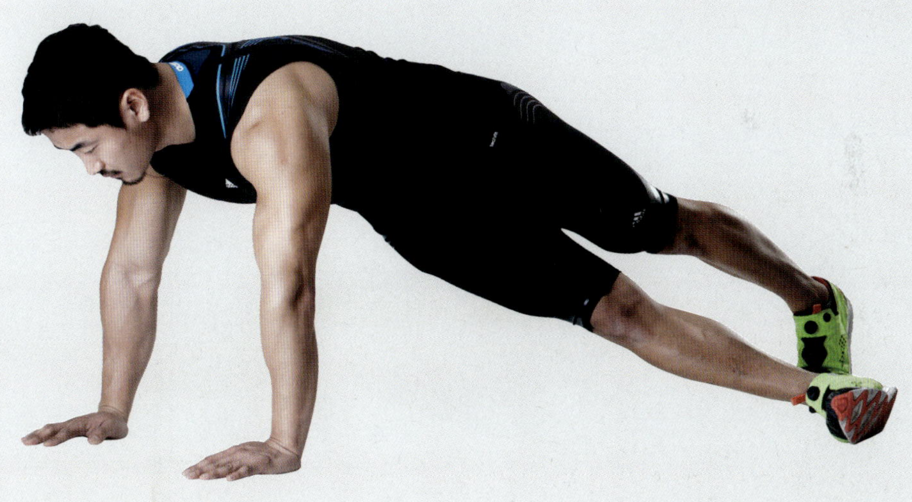

물개
푸시업

난이도 | 상

운동 효과 어깨 전면부와 가슴 근육, 팔 뒤쪽 근육을 자극하는 상체
집중 운동이다.

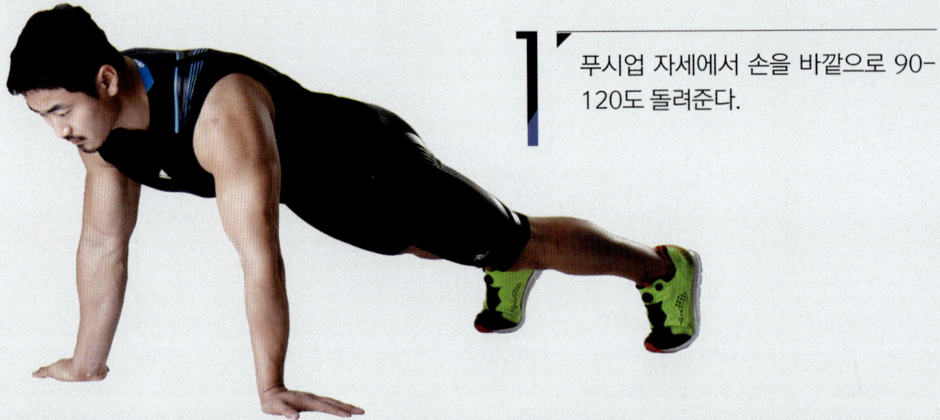

1 푸시업 자세에서 손을 바깥으로 90-
120도 돌려준다.

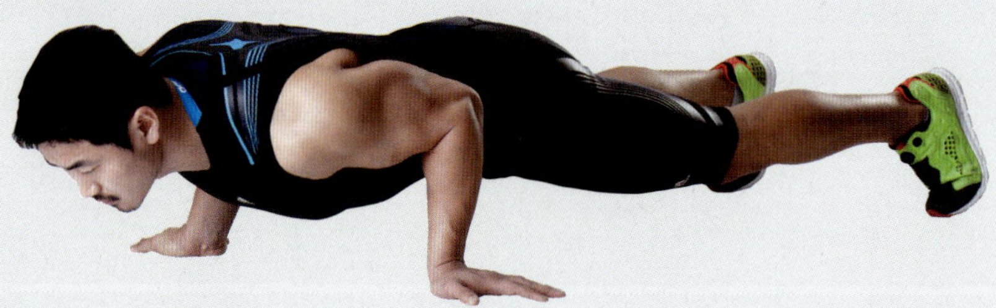

2 상체에 무게중심을 두고 푸시업을 한
다.

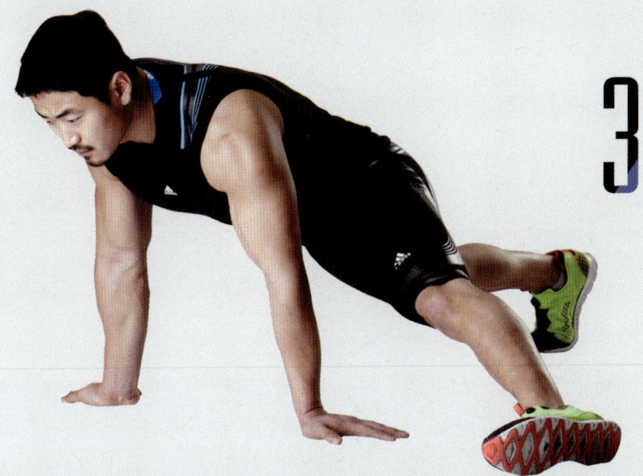

왼발을 옆으로 뻗었다가 제자리로 돌아온다.

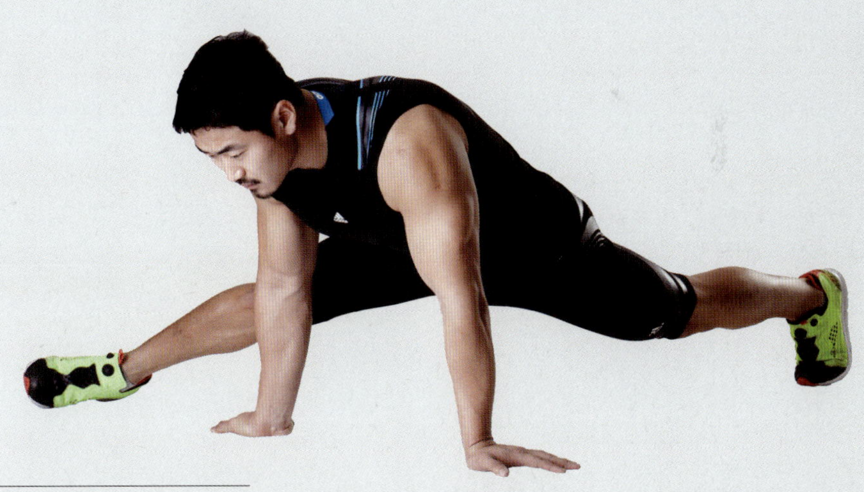

오른쪽 다리도 옆으로 뻗었다가 제자리로 돌아온다. 8세트를 실시한다.

Mission 2

사람은 누구나 어려 보이고 싶어 한다. 제 나이보다 한 살이라도 더 어려 보인다고 하면 내심 기분이 좋다. 어려 보이는 절대적인 비밀은 '얼굴'에 있다. 사람들은 동안이 되려고, 마사지숍이나 피부과를 다니기도 하고, 건강식품을 먹기도 한다. 요즘에는 얼굴을 촉촉하게 만드는 데 바르는 크림뿐 아니라 먹는 약도 인기가 많다. 절대남자의 두 번째 비밀, 노화를 막는 비결을 공개한다.

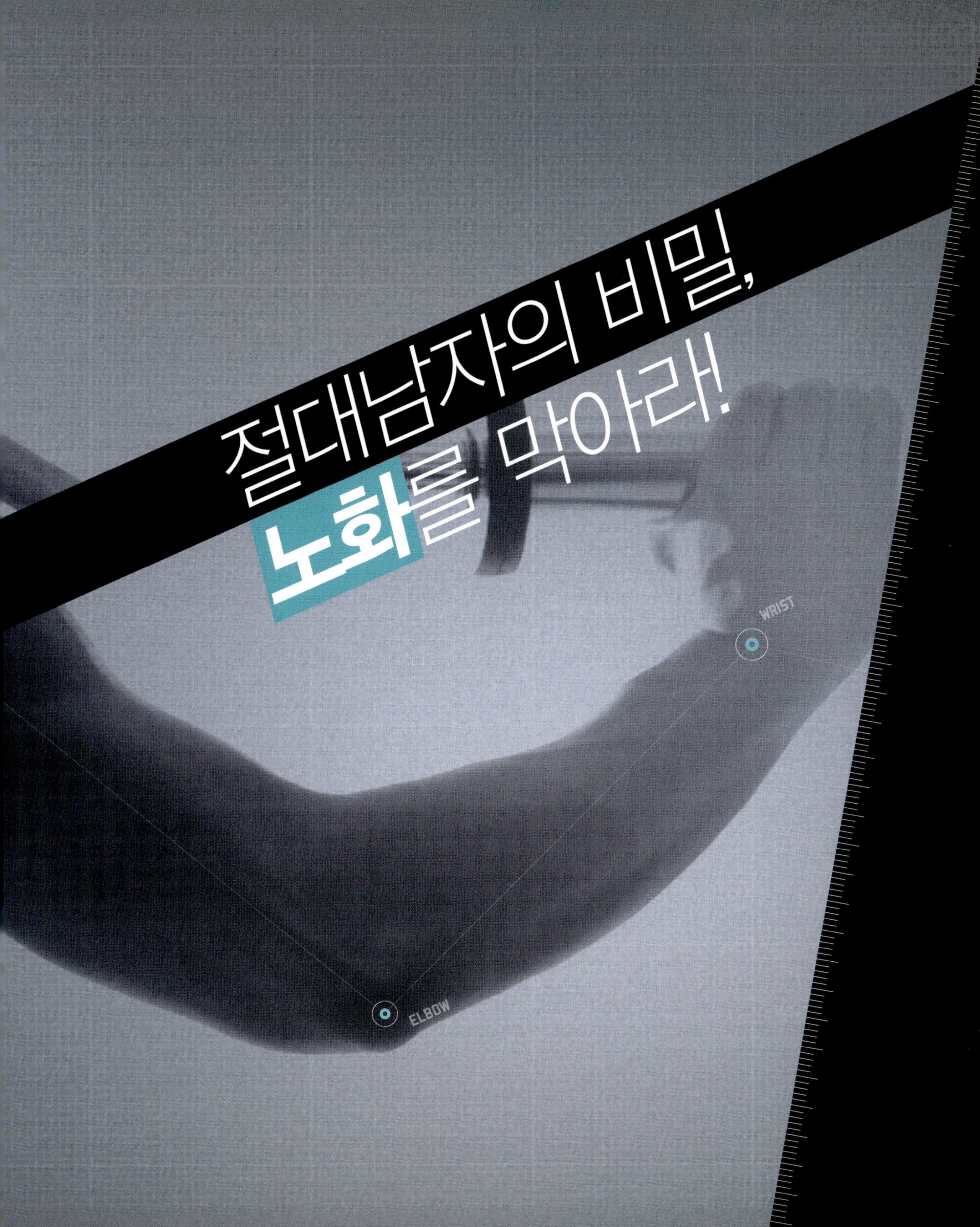

절대남자의 비밀,
노화를 막아라!
WRIST
ELBOW

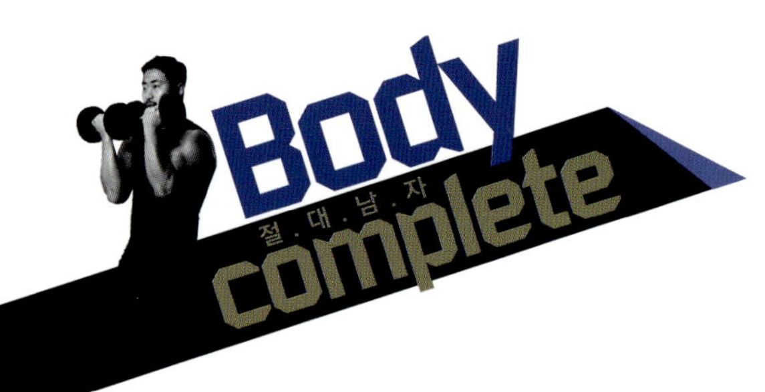

젊어지고 싶다! 어려 보이고 싶다! 이런 마음은 사람이면 누구나 가지고 있는 본능이다. 사람들은 노화를 방지하기 위해서 적게 먹고, 건강식품을 먹고, 운동을 하고, 좋은 화장품을 사용하는 등 여러 가지 방법을 사용한다. 그러나 노화를 영영 피할 수 있는 사람은 세상에 아무도 없다. 다만 어떤 환경에 노출되느냐에 따라 정도의 차이가 있긴 하다.

남자들은 군대에 다녀오면 확 늙는다는 말이 있다. 종일 훈련을 받는 탓에 몸을 많이 쓰게 돼서이기도 하지만 무엇보다 강한 자외선에 노출되기 때문이다. 자외선은 피부를 노화시키는 강력한 주범이다. 자외선 말고도 피부 노화에 영향을 미치는 것 중에는 수면 부족이 있다. 피부가 재생되는 시간은 밤 12시부터 새벽 4시까지인데, 이때 잠을 못 자게 되면 노화가 빨라진다.

하루 종일 모자를 푹 눌러쓰는 것도 노화의 큰 원인이 된다. 땀이 밖으로 배출되지 못하고 머리카락에 뒤엉켜 붙는다. 이런 이유로 탈모가 생기는 것이다. 또한 젤이나 왁스 등의 헤어 스타일링 제품은 두피를 자극할 수 있기에 잘못 사용하면 두피가 심하게 손상된다. 이런 후천적인 원인 때문에 요즘에는 10대부터 탈모를 겪는 이들도 나타나고 있다.

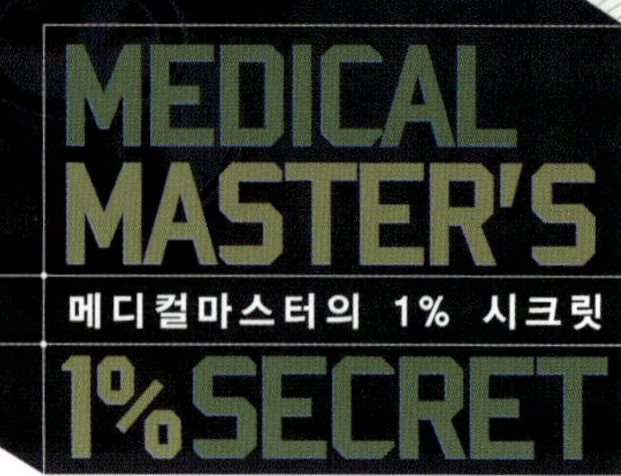

피부는 주름지고 처지기 전에 꾸준히 신경을 써야 한다. 그렇지 않으면 어느 순간 갑자기 늙는다. 대부분의 남자들은 피부에 대해 걱정을 하면서도 뭘 어떻게 해야 하는지 잘 모른다. 그런데 딱 한 가지만 지켜도 피부 노화를 막을 수 있다. 바로 자외선차단제를 바르는 것이다. 자외선은 색소 침착 외에도 피부 탄력을 떨어뜨리고 주름을 만드는 큰 원인이기 때문이다. 자외선차단제의 사용 결과는 바로 나타나지 않는다. 20대부터 꾸준히 바르면 40~50대에서 나타난다. 미국의 60대 버스 운전기사의 얼굴이 공개되어 화제가 되었다. 기사 얼굴의 오른쪽과 왼쪽이 상당히 달랐기 때문이다. 오른쪽 얼굴에 비해 왼쪽 얼굴은 주름이 훨씬 많고 처진 상태였다. 버스 운전

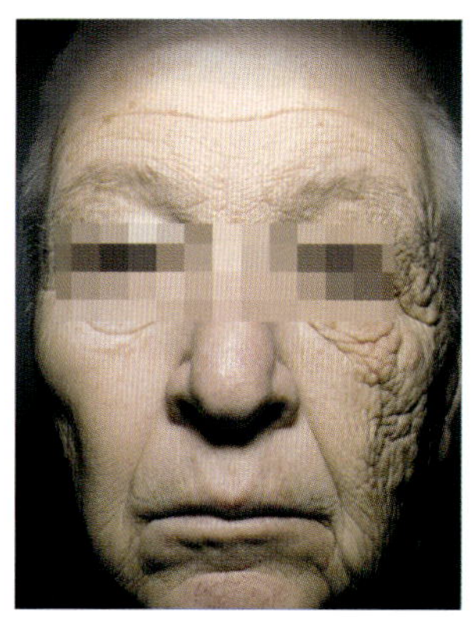

》 한쪽 얼굴에 집중적으로
자외선을 쬔 미국 버스 운전기사

을 할 때, 항상 왼쪽 얼굴이 햇빛을 받았기 때문이다. 처진 얼굴과 깊은 주름을 회복시키는 페이스 요가를 하는 것도 효과가 있다. 얼굴도 결국엔 근육이라 골고루 자극하면 근육이 단련되면서 피부에 탄력을 주게 된다. 하루 10분만 투자하면 피부 노화를 늦출 수 있다.

페이스 요가

이마 三자 주름 막는 페이스 요가

: 시선을 위로 향해서 5초, 아래로 향해서 5초를 반복한다.

이마 三자 주름 막는 손가락 보톡스

: 눈썹 위에 검지를 포개듯 갖다 대고 힘을 주면서 시선을 위로 향한다.

인상파 川자 주름 막는 페이스 요가

: 눈썹 위에 검지를 포개듯 갖다 대고 힘을 주면서 미간 바깥 쪽으로 밀어준다.

八자 주름 막는 페이스 요가

: 팔자 주름 부위에 검지를 포개듯 대고 입 모양을 '아' 하며 3초간 유지한다.

10년 어려 보이는 탈모관리법

정확히 어떤 상태를 탈모라고 할까? 하루에 100개 이상의 모발이 빠지면 탈모가 시작됐다고 볼 수 있다. 탈모가 시작되면 하나의 모낭에서 나는 머리카락의 개수도 줄어들고 굵기도 점점 가늘어진다. 보통 하나의 모낭당 두세 개 이상의 머리카락이 나면 정상이다.

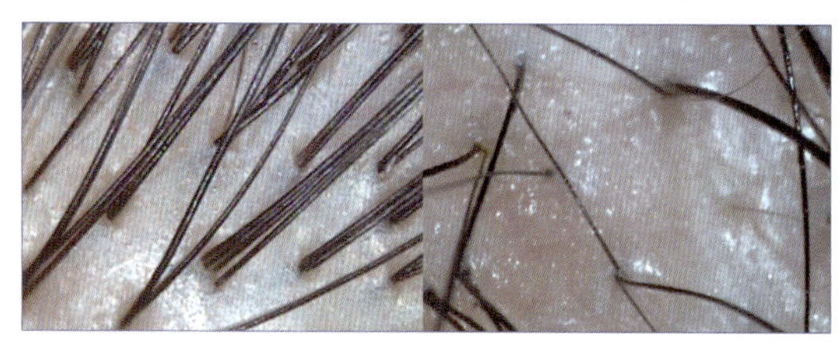
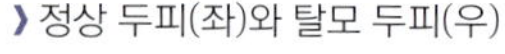

손쉽게 탈모를 체크하고 싶다면 손등을 정수리에 3초간 대보면 된다. 뜨겁다고 느껴지면 탈모가 진행되고 있을 가능성이 높다. 한의학에서는 탈모의 원인을 '열'로 보기 때문이다. 즉 스트레스를 받거나 식습관이 좋지 않을 때, 잠을 제대로 못 자거나 운동량이 부족할 때 몸에 만들어지는 과도한 열이 온몸으로 골고루 퍼져나가지 못하고 머리 쪽으로 쏠리게 되는데, 그러면 두피가 마르고 건조해져서 모근이 빠지고 결국 머리카락이 빠지게 되는 것이다. 같은 이유로 여름에는 자외선을 많이 받기 때문에 두피가 쉽게 상한다. 하지만 머리가 더 많이 빠지는 계절은 가을이다. 여름 동안 두피가 손상된 데다 가을에는 탈모의 원인이 되는 남성호르몬이 왕성하게 분비되는 탓이다. 탈모는 일단 시작되면 되돌리거나 멈출 수 없다. 하지만 탈모를 최대한 늦출 수 있는 방법은 있다. 비밀은 바로 '맨발'에 있다.

발은 제2의 심장이라고 할 정도로 사람의 신체기관이 모두 연결되어 있는 부위다. 열의 균형은 곧 원활한 혈액순환에서 시작되는데, 이때 발이 큰 역할을 한다. 발을 자극하면 혈액순환이 원활해져서 온몸에 열이 골고루 퍼지고 머리에 몰린 열을 내리는 데 탁월한 효과가 있다. 발을 자극하는 데 좋은 대표적인 방법으로는 지압판 밟기가 있다. 지압판을 밟으면 발바닥에 고이기 쉬운 노폐물을 순환시켜 몸

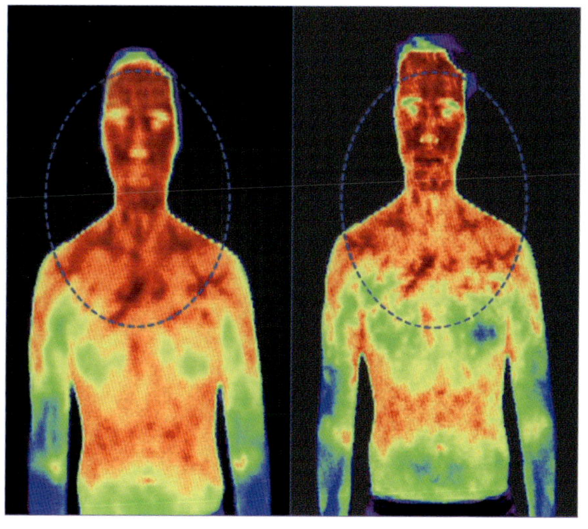

> 발 지압 전(좌)과 후(우)의 변화

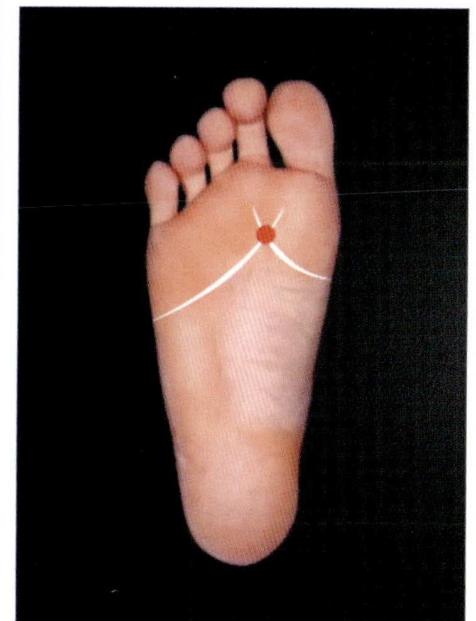

> 용천혈 자리

전체의 혈액순환이 활발해지면서 열이 내려간다. 또 발에는 몸의 오장육부와 연결된 반사구가 있어 몸 전체를 마사지하는 효과까지 얻을 수 있다. 족근통이 있는 경우에는 무리한 자극을 주지 않도록 주의한다.

지압판이 없다면 발바닥의 용천혈을 지압해주는 것도 탈모에 도움이 된다. 용천혈은 발바닥 가운데에 움푹 파인 곳을 말하는데, 이 혈을 누르면 혈액순환과 혈압 조절에 아주 좋다. 용천혈을 강하게 3초씩, 하루에 세 번 정도 눌러주면 온몸의 순환이 좋아져서 탈모를 예방할 수 있다.

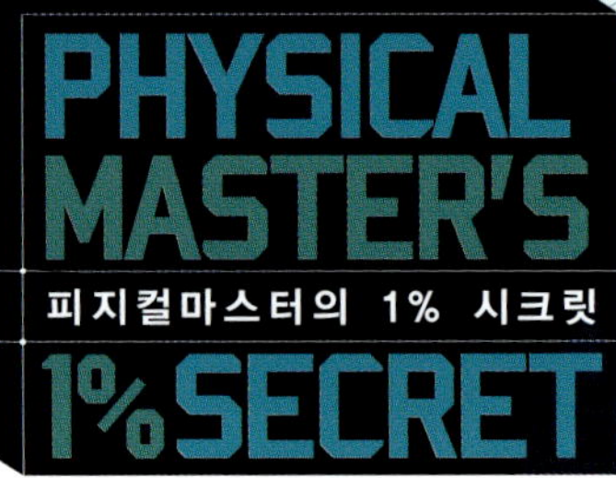

탈모와 주름이 노안으로 보이는 데 큰 역할을 하는 것처럼 몸에도 신체 나이를 결정하는 부위가 있다. 바로 엉덩이다. 나이가 들면 몸의 근육이 빠지게 되는데, 특히 우리 몸 전체에서 가장 큰 근육에 해당하는 엉덩이의 근육이 현저하게 빠진다. 엉덩이는 상체와 하체를 연결하고 바른 자세를 유지할 수 있도록 지지대 역할을 하는 부위이기도 하다. 나이가 들어 엉덩이 근육에 힘이 없어지면 똑바로 서는 게 힘들어지고 허리가 굽는 것도 이 때문이다. 또한 잘못된 자세로 몸이 틀어졌을 경우 엉덩이 근육이 줄어드는 속도는 더 빨라진다.

늙지 않은 건강한 엉덩이란 어린아이처럼 허벅지와의 경계가 분명하면서 올라가 있는 복숭아형 엉덩이를 말한다. 자신의 엉덩이가 건강한지 그렇지 않은지를 테스트해볼 수 있는 간단한 방법이 있다.

엉덩이로 나이 알아보기

1. 매트 위에 엎드려 발끝을 양 옆으로 돌린다.
2. 양손을 쭉 뻗은 상태에서 허리와 엉덩이에 힘을 주며 상체와 다리를 동시에 들어 올린다. 15초 동안 이 자세를 유지한다.

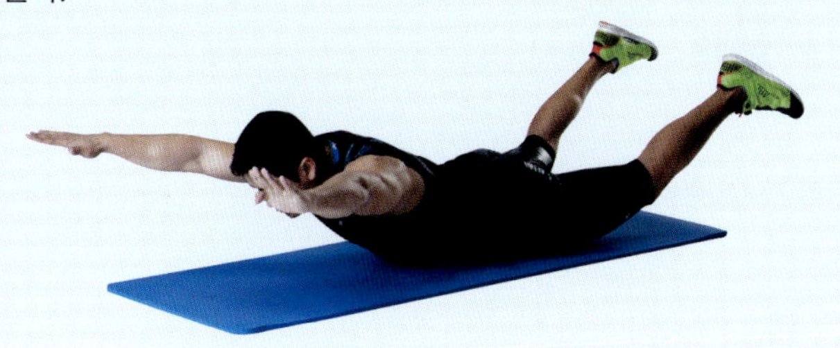

이 결과 다리 높이가 머리 높이보다 높을 때는 신체나이가 10~20대, 다리 높이가 머리 높이와 같을 때는 30~40대, 다리 높이가 머리 높이보다 낮을 때는 신체나이가 50대라고 판단하면 된다. 이 동작을 매일 15번씩 3세트를 하면 엉덩이 운동 효과도 있으니 참고하자.

평소 다리를 쫙 벌리고 앉는 것이 편하거나 텔레비전을 볼 때 무조건 눕는다면 엉덩이가 노화하고 있다는 신호라고 여기면 된다. 엉덩이 근육이 빠지면 앉을 때 상체의 무게를 받쳐주지 못해 무게가 감당이 안 되니 균형을 맞추기 위해 다리를 벌리거나 아예 드러눕게 되는 것이다.

그렇다면 엉덩이의 노화를 막는 방법에는 어떤 것이 있을까?

가장 중요한 건 자세다. 자세가 바르면 쓸데없는 근육을 쓰지 않게 되기 때문에 엉덩이 근육이 덜 빠지게 된다. 즉 바른 자세로 걷기만 해도 엉덩이 근육이 빠지는 걸 막을 수 있다. 여기에 꺼진 엉덩이는 채우고 빠진 근육을 올려줄 수 있는 운동을 꾸준히 하면 건강한 엉덩이를 유지할 수 있다. 이른바 보톡스 뒤태 운동법이다. 한 발로 서서 균형을 잡으려고 할 때, 엉덩이 근육이 가장 활성화 된다는 점을 이용한 운동법이다. 평소 잘 사용하지 않는 엉덩이 근육의 움직임을 느끼기 위해서 엉덩이를 손으로 움켜쥐고 한다.

보톡스 뒤태 운동법: 트위스트 스쿼트

1. 똑바로 서서 오른손으로 오른쪽 엉덩이를 움켜쥐고, 왼손을 오른쪽 어깨에 올려둔다.
2. 왼발을 들어 오른발로만 몸을 지탱한다.
3. 오른쪽 무릎을 굽히면서 몸통을 오른쪽으로 회전한다.
4. 제자리로 돌아와서 반대쪽도 실시한다.

엉덩이뿐만 아니라 몸 전체의 노화를 늦추고 남자의 자신감을 세워줄 본격적인 운동법이 있다. 이른바 '뱀파이어 운동법'이다. 노화를 방지하고 젊어지려면 가장 우선시돼야 할 것이 온몸의 순환인데, 뱀파이어 운동법은 5분만 해도 몸에 땀이 흐르면서 온몸의 기가 순환이 되는 네 가지 동작들로 이루어져 있다.

이 운동법은 업라이트 로우를 시작으로 윈드밀, 베어워크 앤 업 도미널, 프랭크 점프로 구성되어 있다. 허벅지 근육에 자극을 주는 운동을 함으로써 남성 호르몬 분비를 원활하게 하고, 나이 들면서 늘어나는 옆구리 살을 집중 자극한다. 또한 고난이도 전신운동과 버티기 동작으로 노화의 상징이라고 할 수 있는 두툼한 뱃살도 날려버릴 수 있다. 이 네 가지 운동을 차례로 하게 되면 좀 더 건강하고 탄탄한 몸을 만들 수 있다.

업라이트 로우

난이도 | 하

운동 효과 | 허벅지에 자극을 줌으로써 남성 호르몬 분비를 원활하게 하는 효과가 있다. 케틀벨을 들어 올리는 과정에서 목 주변의 근육과 상체 근육에 자극을 준다.

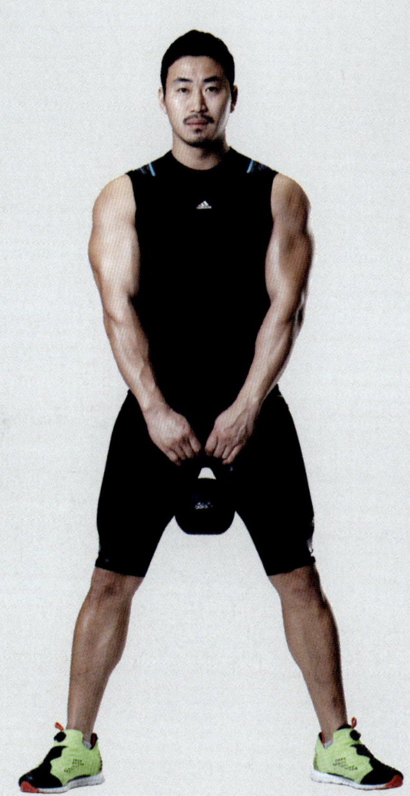

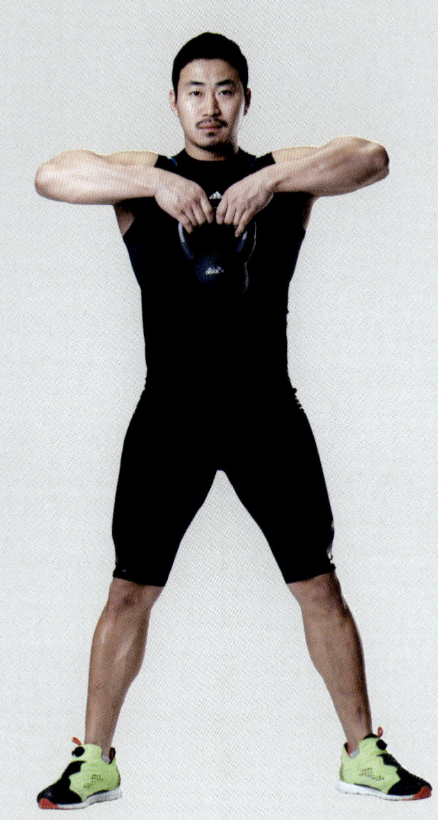

1 다리를 어깨너비보다 1.5배 넓게 벌린다.

2 양손에 덤벨을 잡고 손등은 앞을 보도록 한다.

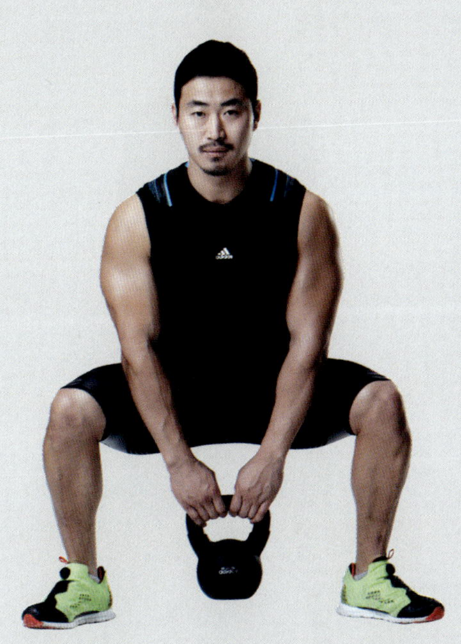

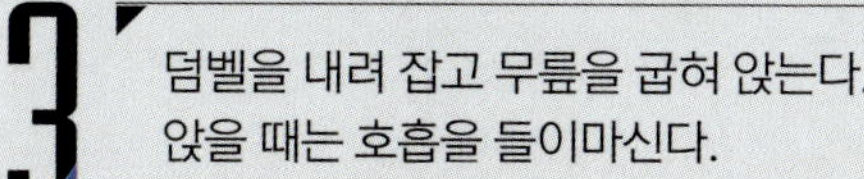

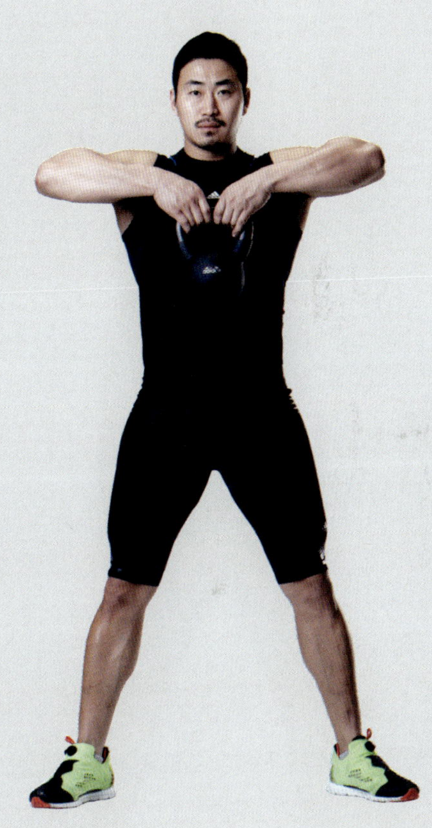

3 덤벨을 내려 잡고 무릎을 굽혀 앉는다. 앉을 때는 호흡을 들이마신다.

4 자세를 유지하며 일어서며 덤벨을 어깨선까지 올린다. 이때 팔꿈치는 V 자로 만들며, 호흡은 내뱉는다. 8회씩 3세트를 한다.

윈드밀

난이도 | 중

허리와 골반 사이의 근육들을 자극하고 옆구리살을 빼는
데 도움을 준다.

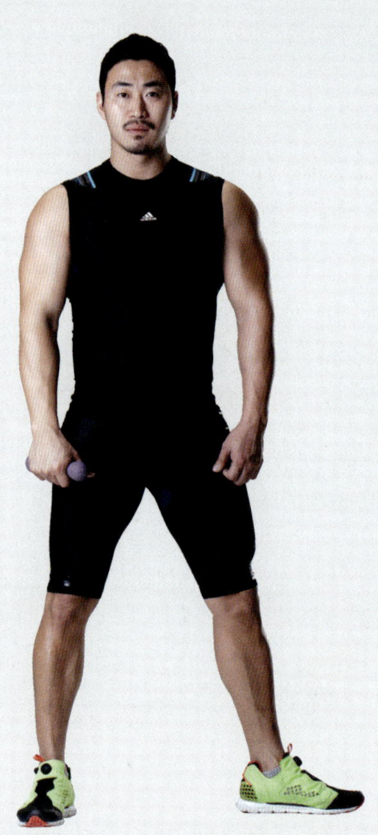

1 오른발은 정면, 왼발은 바깥쪽을 향하
게 선다.

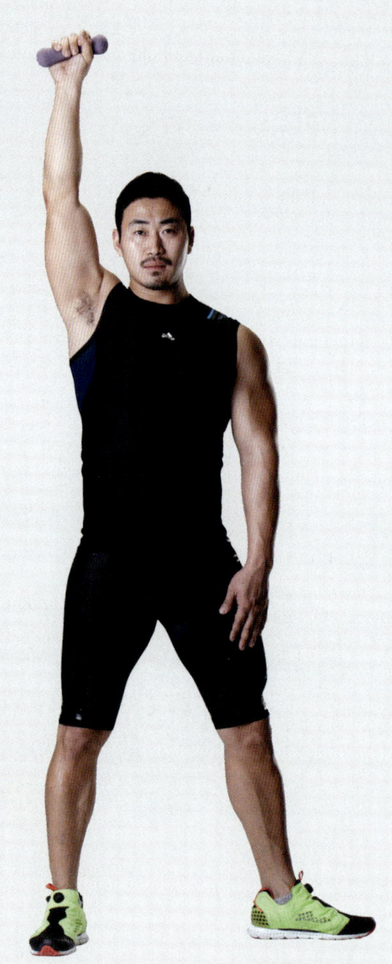

2 덤벨을 든 오른팔을 머리 위로 들어 올
린다.

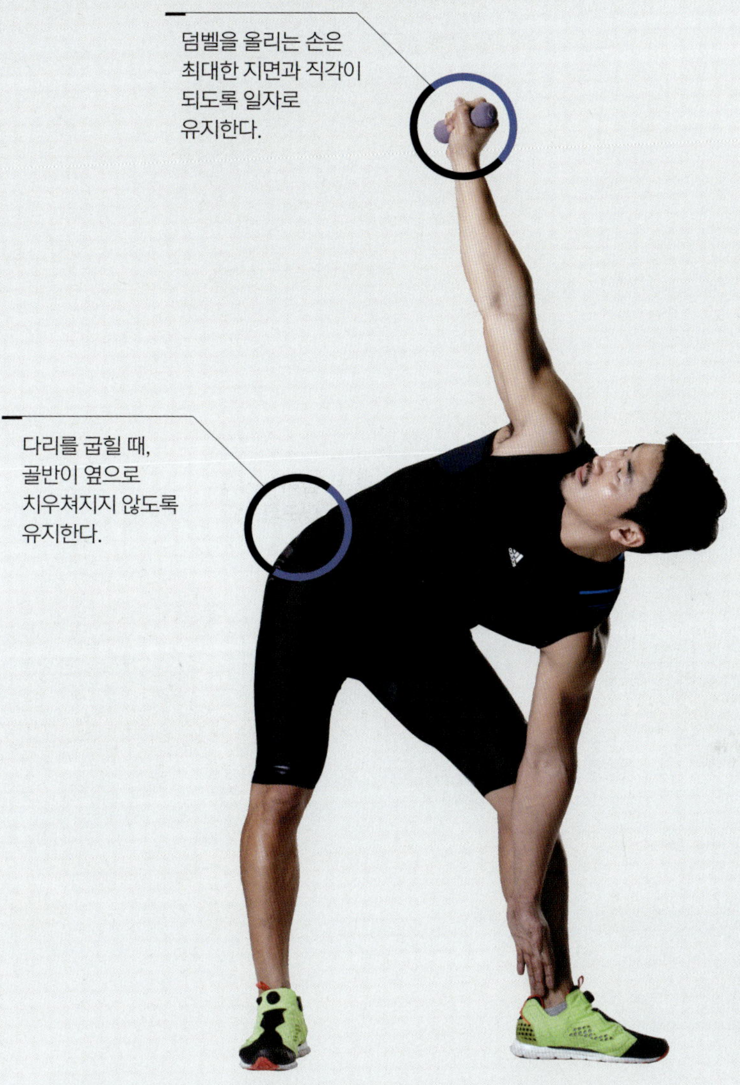

3 왼쪽 다리를 굽히면서 왼손 등으로 허벅지를 쓸어내리듯 상체를 최대한 숙여준다. 이때 시선은 덤벨을 든 손끝을 향한다. 8회씩 3 세트를 실시한다. 반대쪽도 같은 방법으로 실시한다.

베어워크 앤
업 도미널

난이도 | 상

 전신 유산소 운동이라 혈액순환에 아주 좋으며, 다리를 들어 올리는 동작에서는 복부 자극이 되어 노화의 상징인 두툼한 뱃살까지 날려버릴 수 있다.

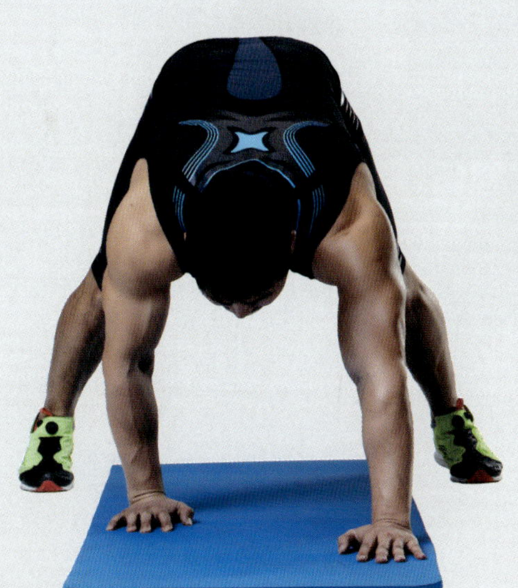

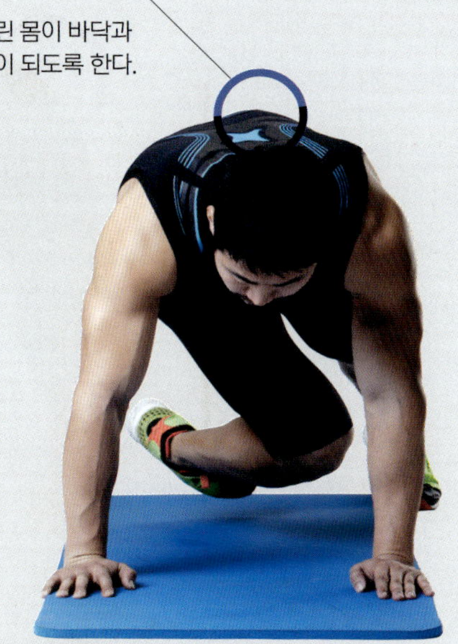

1 다리를 벌려 엎드린 후, 곰이 기어가듯 양손을 번갈아 네 번 짚으며 매트 끝으로 나아간다.

2 오른쪽 무릎을 굽혀 양쪽 팔꿈치에 한 번씩 갖다 댄다.

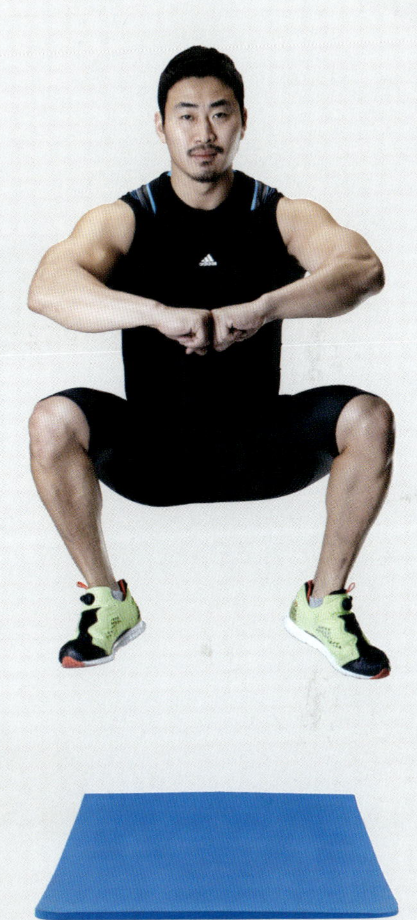

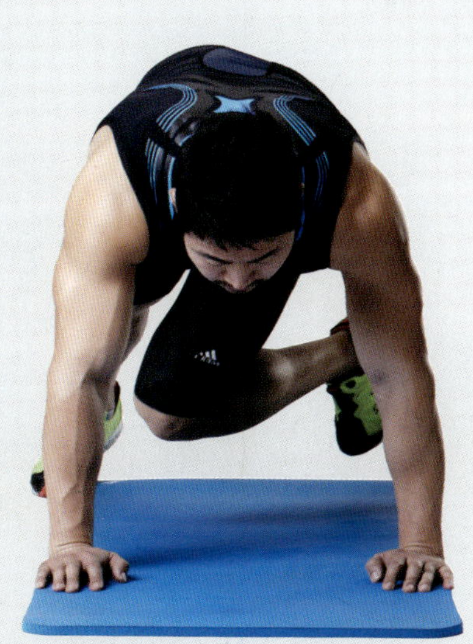

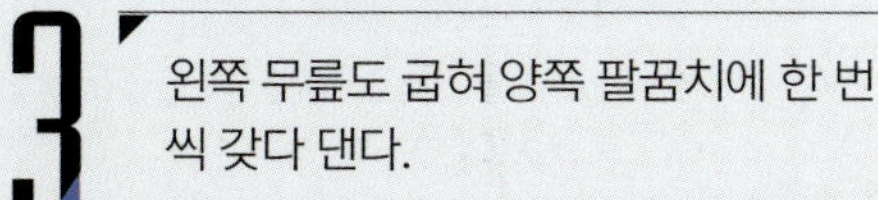

3 왼쪽 무릎도 굽혀 양쪽 팔꿈치에 한 번씩 갖다 댄다.

4 양쪽을 1회씩 반복한 후 일어나서 점프한다. 8회씩 3세트를 실시한다.

플랭크 사이드 점프

난이도 | 상

운동 효과 버티는 동작에서 복근에 자극을 주는데 다리를 벌렸다가 돌아오는 동작을 할 때 그 자극이 좀 더 커지며

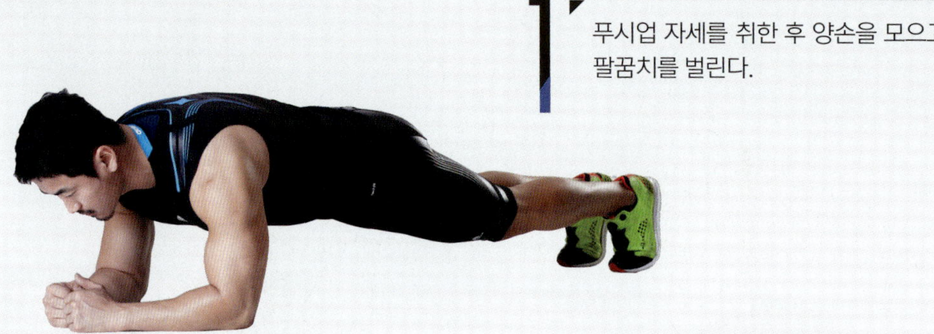

1 푸시업 자세를 취한 후 양손을 모으고 팔꿈치를 벌린다.

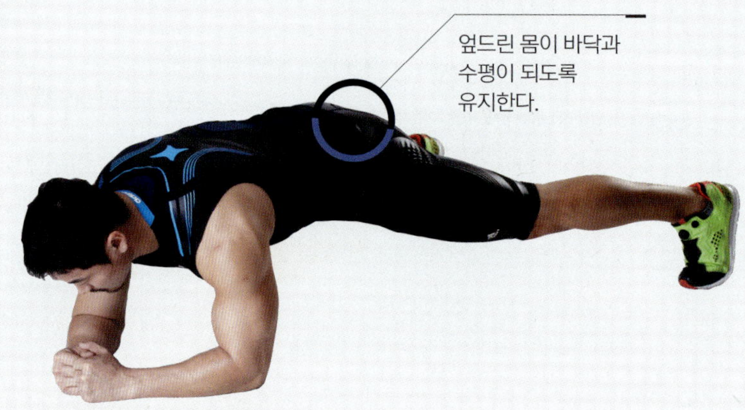

엎드린 몸이 바닥과 수평이 되도록 유지한다.

2 다리를 양쪽으로 벌렸다가 돌아온다. 2회 반복한다.

허벅지 전체에까지 자극을 준다. 다리를 들어 올리는 과정에서는 엉덩이 근육의 발달을 가져오는
운동법이다.

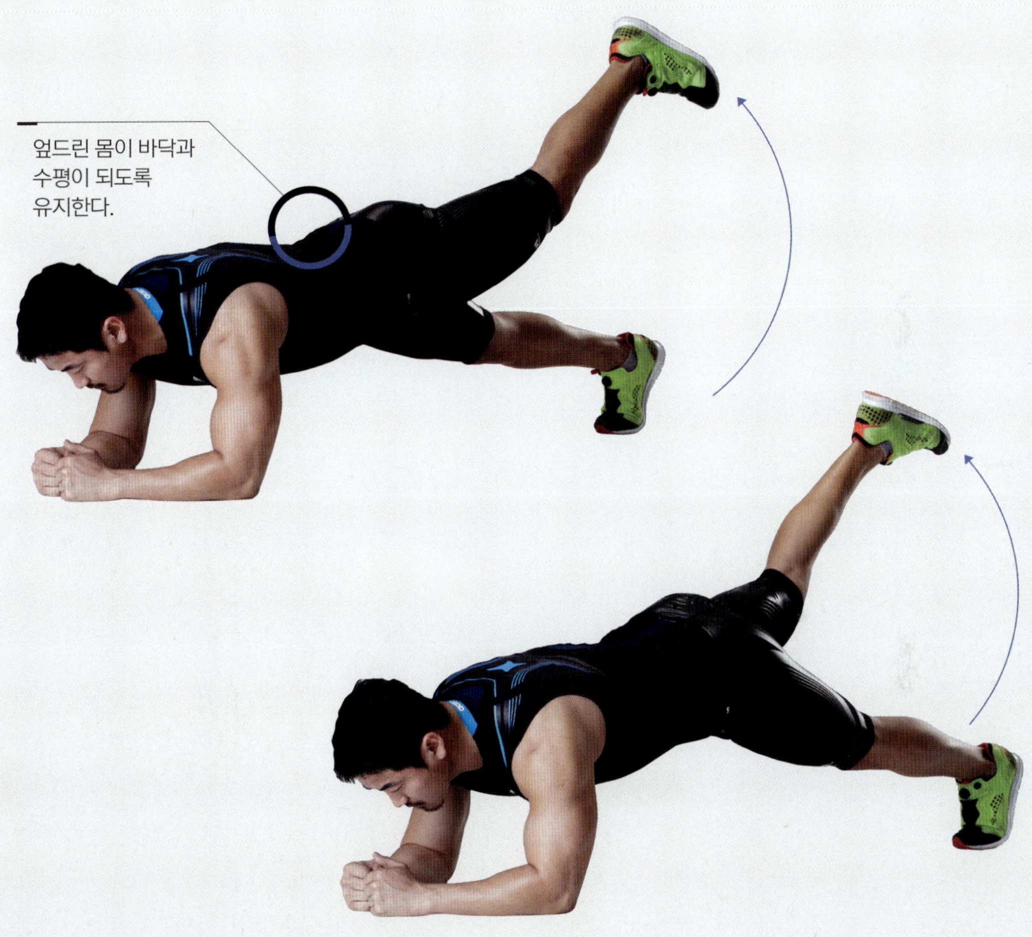

3 엎드린 상태에서 다리를 번갈아가며
위, 아래로 올렸다 내리는 동작을 3회
반복한다. 8회씩 3세트 실시한다.

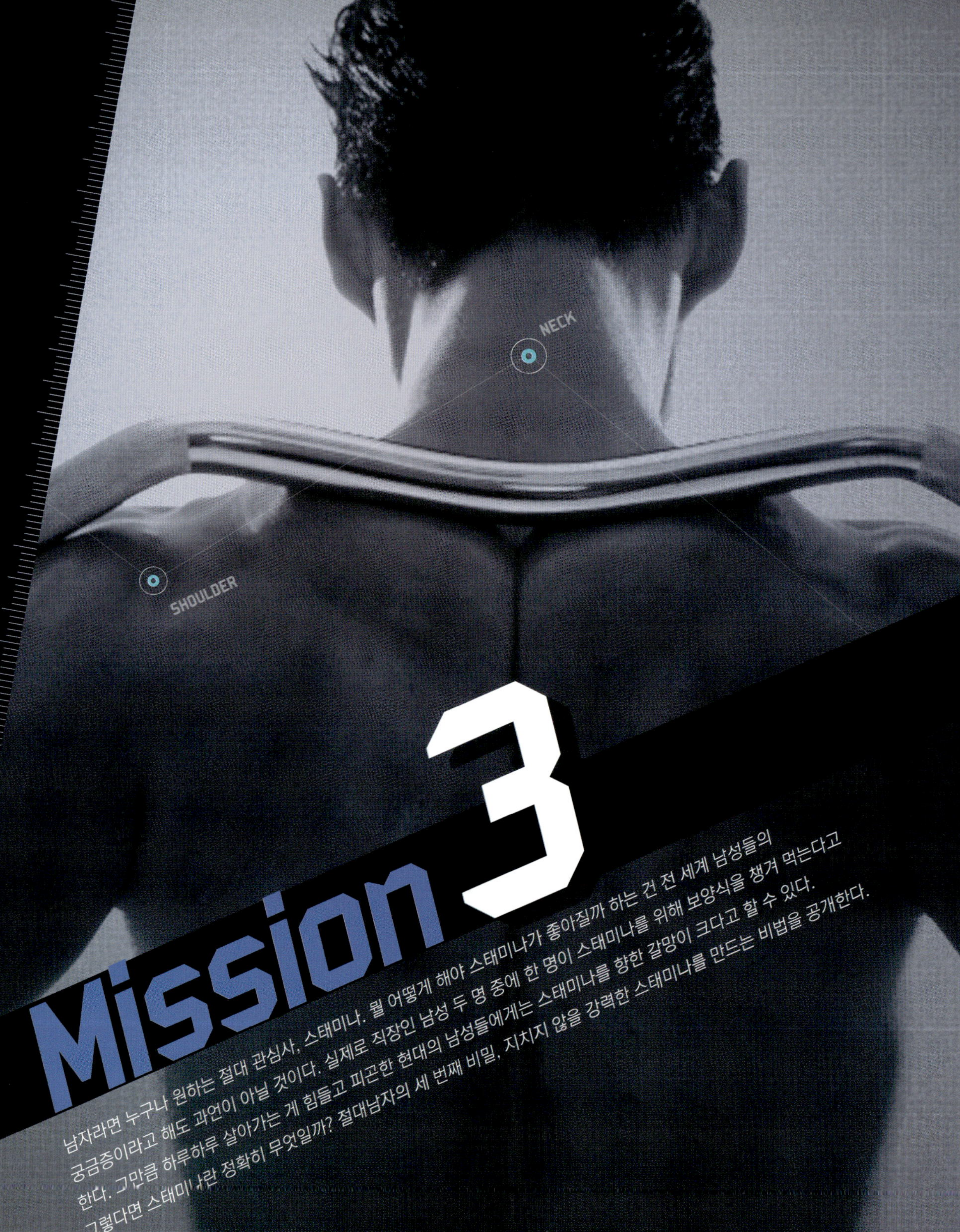

Mission 3

남자라면 누구나 원하는 절대 관심사, 스태미나. 뭘 어떻게 해야 스태미나가 좋아질까 하는 건 전 세계 남성들의 궁금증이라고 해도 과언이 아닐 것이다. 실제로 직장인 남성 두 명 중에 한 명이 스태미나를 위해 보양식을 챙겨 먹는다고 한다. 그만큼 하루하루 살아가는 게 힘들고 피곤한 현대의 남성들에게는 스태미나를 향한 갈망이 크다고 할 수 있다. 그렇다면 스태미나란 정확히 무엇일까? 절대남자의 세 번째 비밀, 지치지 않을 강력한 스태미나를 만드는 비법을 공개한다.

절대남자의 비밀,
지치지 않을 강력한
스태미나를 만들어라!
WRIST
ELBOW

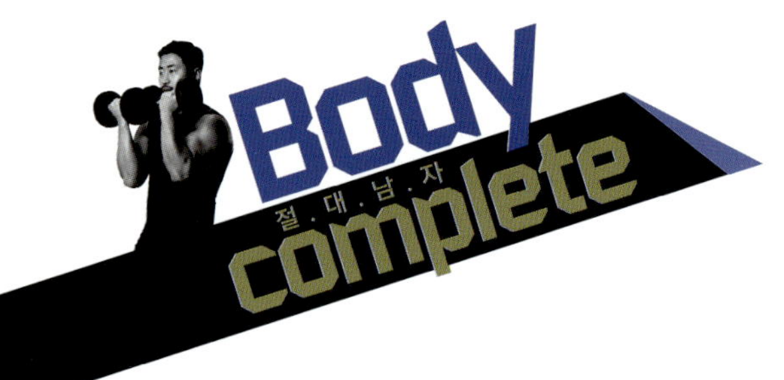

스태미나는 두 가지 의미로 생각해볼 수 있다. 밤의 스태미나와 낮의 스태미나. 밤의 스태미나가 성적인 능력을 뜻한다면 낮의 스태미나는 활기차게 생활하는 에너지를 말한다. 어떤 의미로 보든 스태미나가 좋다는 건 쉽게 지치지 않고 활력이 넘치는 상태를 가리킨다. 스태미나는 몸의 근육과도 관계가 있다. 몸에 근육이 잘 발달돼 있으면 대사 능력이 향상되므로 같은 강도의 일을 해도 훨씬 덜 지치고 생기가 넘친다. 건강한 몸매를 유지하고 있다면 스태미나가 좋을 가능성이 더 높은 셈이다. 그래서 스태미나 문제로 고민하는 남성들에게 가장 먼저 권하는 게 다이어트다.

복부 비만이 심할수록 지방세포에서 여성 호르몬이 나와 남성 호르몬이 상대적으로 적어진다. 남성 호르몬 수치가 떨어지면 정자 생성에 문제가 생긴다. 정자의 숫자나 활동력을 떨어뜨리는 것이다. 더 나아가 호르몬 대사의 균형이 깨지면 성욕이나 발기에까지 영향을 준다. 우리가 자주 들어본 '마른 장작이 더 잘 탄다'라는 속설은 아마도 이런 의미에서 나왔을 것이다. 물론 살이 안 쪘다고 해서 무조건 스태미나가 좋다고는 할 수 없다.

일명 '동전 줍기 테스트라' 불리는 스태미나를 테스트할 수 있는 간단한 방법이 있다. 한쪽 다리를 들고 균형을 잡은 다음, 허리를 숙여 바닥에 떨어져 있는 동전을 집은 뒤 상체를 올리고 다시 내려가는 동작을 해보자. 이 동작으로 기초체력은 물론 집중력, 신체 균형감각까지 체크할 수 있다. 한쪽 다리 당 15회 이상 할 수 있으면 스태미나가 좋다고 할 수 있다. 스태미나가 좋다는 건 근육을 유연하게 움직일 수 있고 하체에 힘이 있어서 흔들림 없이 균형을 잡을 수 있는 상태를 뜻하기 때문이다.

근육과 스태미나의 관계

근육량이 많을수록 신진대사량이 높고 혈액순환이 잘 된다. 같은 강도의 일을 해도 근육량이 많다면 덜 지치고 생기가 넘치게 된다.

하체의 힘은 허벅지의 굵기와도 밀접한 관계가 있다. 운동을 많이 하여 근육이 발달하면 허벅지도 당연히 굵어지게 되는데 허벅지가 굵으면 주변 혈관들의 혈액순환이 활발해지므로 스태미나가 좋아지게 되는 것이다. 물론 두꺼운 허벅지라도 근육은 없고 물렁물렁한 살뿐이라면 무용지물이라 할 수 있다.

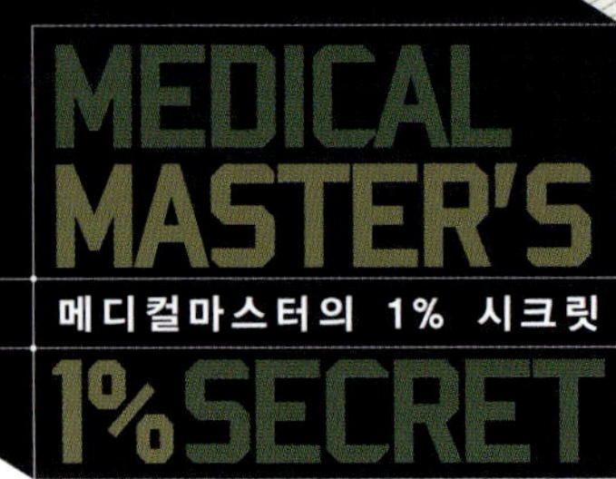

'마른 장작이 잘 탄다'나 '허벅지가 굵으면 정력이 좋다'와 같은 속설이 어느 정도 과학적인 근거를 가지고 있듯 스태미나에 관한 다른 속설들도 그럴까? 몇 가지 대표적인 속설을 통해 스태미나의 비밀을 좀 더 알아보자.

속설 1. 사우나를 하면 정력이 떨어진다? 그렇다!

사우나를 하면 남성의 음낭 온도가 3도 정도 올라가게 되는데, 높은 온도에서는 정자가 살아남기 힘들어진다. 실제로 이탈리아의 한 대학교에서 실험한 결과가 있다. 정자의 수가 정상인 30대 남성 10명을 대상으로 매주 두 번 15분씩 사우나를 하게 하고 3개월 뒤 정자의 수를 측정했더니 실험 전보다 확연하게 줄었다는 것이다.

속설 2. 삼각 팬티보다는 사각 팬티가 스태미나에 좋다? 그렇다!

스태미나를 위해서는 고환의 온도가 체온보다 약 1~2도 정도 낮아야 좋기 때문이다. 요즘엔 스키니 바지에 삼각 팬티를 입는 남자들이 많은데, 스태미나를 떨어뜨리는 가장 안 좋은 옷차림이라고 할 수 있다.

속설 3. 전자파에 많이 노출되면 정력이 떨어진다? 그렇다!

우리 몸에 침투한 전자파는 몸 안에서 전류를 만들며 정상적인 호르몬 분비를 뒤흔들 수 있으므로 스태미나에 안 좋은 영향을 미친다. 심지어 스마트폰이나 태블릿 PC 등을 사용하는 데 필요한 와이파이 통신망도 스태미나에 치명적인 영향을 미친다는 연구 결과가 있다. 〈절대남자〉에서는 20대 남성의 정자 생존률과 와이파이와의 관계를 직접 실험해보았다. 남성의 정자를 채취하여 2시간 30분 동안 상온과 와이파이가 연결된 노트북에 놓아두었다. 아래의 표를 보면 정자를 와이파이가 연결된 노트북에 놓아두었을 때가 더 크게 감소했음을 알 수 있다. 전자기 방사선이 더 많이 방출됐기 때문이다.

	실험 전	실험 후	정자 생존률 실험 결과
상온	50%	42%	8% 감소
와이파이가 연결된 노트북	50%	32%	18% 감소

❯ 20대 남성의 정자 생존율 실험 결과

특히 생식기 근처에서 사용하면 더 안 좋은 영향을 미치므로 허벅지에 노트북을 올려놓고 작업하는 건 절대 금물이다. 스마트폰을 바지 주머니에 넣는 습관도 좋지 않다. 상의 주머니나 가방에 넣고 다니는 게 스태미나를 지키는 길이다.

속설 4. 고사리와 율무를 먹으면 정력이 떨어진다? 아니다!

고사리는 산에서 나는 고기라고 할 만큼 단백질이 풍부한 식물로 기운을 보충해주는 데 탁월하며, 율무는 몸 안의 노폐물을 빼주고 칼로리는 낮춰준다.

반대로 장어, 삼계탕, 보신탕 등은 정력 강화식품으로 알려져 있다. 모두 고단백 고칼로리 음식들이다. 물론 단백질이 체력을 보강하고 성호르몬을 만드는 데 도움을 주는 건 사실이다. 하지만 현대인들은 전반적으로 영양 과잉 상태라고 할 수 있다. 특정 영양소가 모자라 스태미나가 떨어지는 경우는 거의 없으며, 그보다는 몸의 신진대사가 원활하지 않아서 문제가 생기는 경우가 많으므로 보양식에 집착할 필요는 없다. 일반적으로 스태미나에 좋다고 알려진 식품들도 연령대에 따라 각기 그 효과가 다르다. 잡지 〈레이디 경향〉 2012년 10월호 기사에 의하면 힘이 왕성한 20~30대 남성에게는 셀러리, 호두, 간 등이 좋다. 각종 비타민이 풍부한 셀러리는 업무강도가 높은 젊은 남성들의 피로회복과 혈액순환, 스태미나 증진에 도움이 된다. 아이를 원하는 기혼 남성에게는 정자의 운동을 활발하게 해주는 호두와 간이 좋다. 호두는 유해 산소로부터 정자를 보호하여 정자의 활력을 돕고, 동물의 간은 남성들이 사정을 할 때 배출되는 아연을 보충해준다.

힘이 위축되는 40~50대 남성에게는 블루베리, 건포도, 토마토, 스테이크 등이 좋다. 이 시기의 남성들은 신경계가 건강해야 성관계 시 성적 자극을 충분히 느낄 수 있기 때문에 무엇보다 비타민 섭취가 중요하다. 만족감을 느끼는 대표적 신경전달 물질이 세로토닌인데 이것을 만드는 트립토판이나 비타민 B6가 블루베리나 시리얼, 스테이크에 풍부해서 에너지의 효율을 높이고 신경계가 제대로 작동할 수 있도록 도움을 준다. 블랙베리나 건포도, 토마토는 안토시아닌과 라이코펜의 항산화 물질이 있어 성적 절정을 높이는 역할을 한다. 장년기에는 순간적인 힘을 발휘하게 해주는 음식인 붉은색 고기, 조개, 굴 등이 좋다. 특히 스테이크와 같은 붉은색 고기의 단백질은 뇌의 신경전달물질인 도파민과 노르에피네프린을 분비시켜 성적 민감도를 높여준다.

스태미나에 좋은 식품을 섞어 시너지 효과를 일으키는 음식을 직접 만들어 먹는 방법도 있다. 첫 번째 식품은 바로 수박의 흰 껍질이다. 붉은 과육과 녹색의 겉껍질 사이의 흰 껍질에는 천연 비아그라라고 불리는 시트룰린Citrullin과 아르기닌L-Arginine(혈과 확장 및 혈관 촉진)이 풍부하게 농축되어 있다. 물론 과육에도 있지만 흰 껍질에 더 많다. 과육 또한 전립선암을 예방하는 라이코펜 성분이 들어 있어 넓은 의미에서는 스태미나에 좋다고 할 수 있다.

수박의 흰 껍질만 먹어도 좋지만 함께 먹으면 효과가 배가 되는 음식으로 산딸기가 있다. 산딸기는 비타민 C가 풍부하고 항산화 효과가 있어 피로 회복에 아주 좋다. 수박의 흰 껍질과 산딸기를 섞어 주스를 만들어 먹으면 피로로 축 처진 몸에 활력이 생기면서 기운이 불끈 솟을 것이다.

산딸기 대신 블루베리, 라즈베리, 블랙베리, 아사히베리 등을 넣어도 좋다. 아사히베리는 최근에 인기가 올라간 베리로 아마존 원주민들이 전쟁에 나가기 전 스태미나와 체력을 보충하기 위해 꼭 먹었던 열매라고 한다. 스태미나가 떨어진다 싶을 때 간단히 베리 류만 챙겨 먹어도 큰 도움이 될 것이다. 운동하기 전에 베리 종류를 섭취하면 운동효과가 더 좋아진다.

스태미나를 강화시키려면 음식도 음식이지만 운동도 중요하다. 허벅지가 스태미나에 큰 영향을 미친다는 것은 앞에서도 이미 말한 바 있다. 굳이 헬스클럽을 가지 않고도 쉽게 허벅지의 힘을 기를 수 있는 방법이 있다. 바로 뒤로 걷기다. 뒤로 걷기는 종아리부터 허벅지까지 하체 전반에 영향을 준다.

앞으로 걷기보다 운동량이 세 배까지 많아질 수 있는 뒤로 걷기는 허벅지 안쪽 근육에 자극을 주면서 음경 혈관을 감싸고 있는 근육을 튼튼하게 만든다. 허벅지의 안쪽 근육인 내전근과 뒤쪽 근육인 슬건근은 뒤로 걸을 때 쓰이는 근육들로, 잘 쓰지 않기 때문에 조금만 운동해도 빨리 강화될 수 있다.

뒤로 걷기를 할 때에는 등을 똑바로 펴고 선 뒤, 한 발을 뒤로 디디면서 발가락 부분이 먼저 땅에 닿도록 한다. 그리고 디딘 발이 완전히 발뒤꿈치까지 닿았을 때 다른 발을 디디며 걷기를 이어간다. 이때 보폭을 크게 하면 허리까지 근육을 발달시킬 수 있다.

그리고 일상에서 쉽게 허벅지 근육을 자극해 스태미나를 강화할 수 있는 운동법이다. 일명 'CEO 스태미나 운동법'으로 불리는 이 운동은 의자에서 일어날 때 다섯 차례 정도 반복하면 된다.

CEO 스태미나 운동법

1. 배에 힘을 주고, 발바닥 전체에 체중을 싣는 느낌으로 의자에서 엉덩이를 뗀다.
2. 기마자세에서 한쪽 다리를 옆으로 최대한 뻗었다가 제자리로 돌아온다.
3. 반대쪽 다리도 실시하고, 5회 반복한다.
★ 뻗는 다리에 체중의 20%를, 고정된 다리에 체중의 80% 정도를 싣는다.

스태미나를 위해서는 몸 전체의 근육이 함께 발달되는 게 중요하다. 즉 겉으로 보이는 큰 근육은 물론 잔 근육들까지 단련해야 좋다. 속근 단련으로 순발력과 파워를 키워주고 지근 단련으로 지구력을 높이는 운동법이 있다. 이른바 야왕 운동이다.

야왕 운동은 '메디신볼'을 이용해서 하는 운동법이다. 메디신볼은 농구공처럼 생겼는데, 1kg부터 5kg까지의 무게가 다양하다. 메디신볼을 가지고 운동을 하면 어깨, 팔은 물론 복근과 옆구리, 허벅지를 더 발달시킬 수 있다. 같은 무게의 아령을 들고 하는 운동 보다 몸에 힘이 더 들어가기 때문에 전신의 근력을 향상시키는 데 좋다. 메디신볼이 없다면 물병으로 대체해도 된다. 단, 물병을 가로로 쥐고 해야 복부에 힘이 더 들어간다는 것을 명심하자.

메디신볼
스윙

난이도 | 중

운동 효과 척추 주변 근육들과 허벅지 근육과 엉덩이 근육까지 자극
하여 하체를 발달시키는 운동법이다.

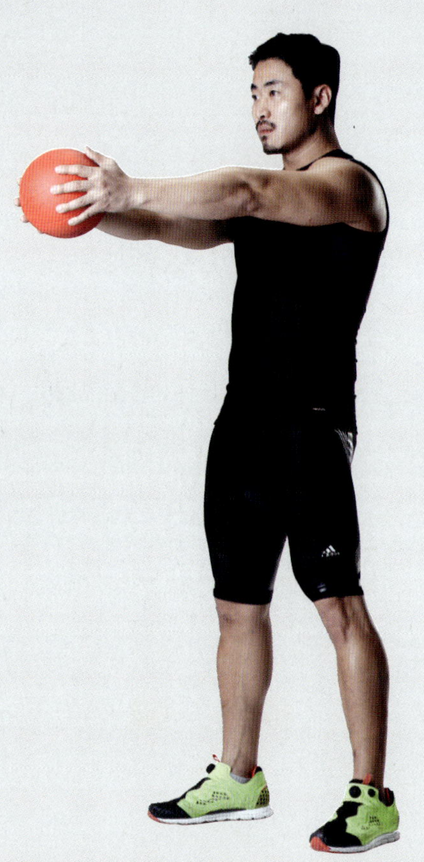

1 다리를 어깨너비로 벌리고 서서 메디
신볼은 가슴 높이까지 올린다.

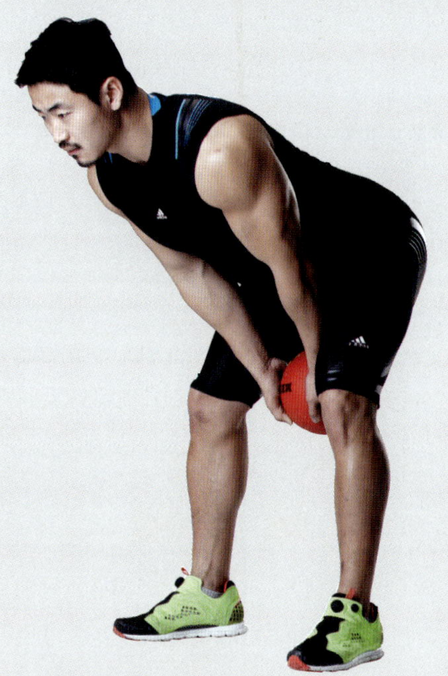

2 다리를 굽혀 앉으면서 메디신볼을 밑
으로 내린다.

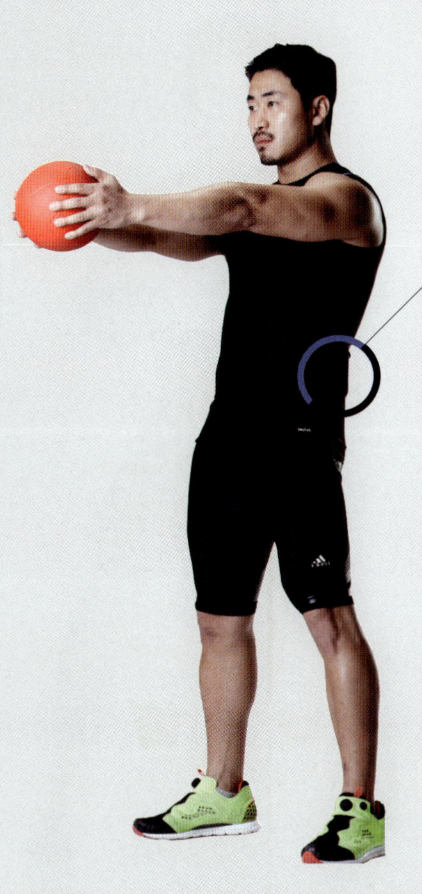

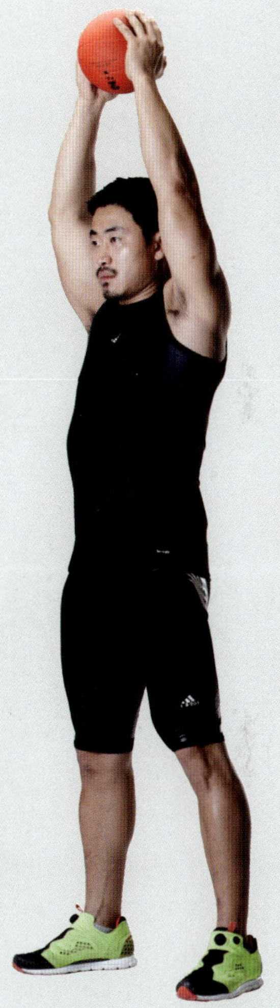

3 일어나면서 메디신볼을 어깨 높이로 올린다. 2번 동작을 한 번 더 반복한다.

4 일어나며 메디신볼을 머리 위까지 올린다. 10회씩 3세트를 한다.

사이드 트위스트 런지

난이도 | 하

운동 효과 메디신볼을 이용한 런지동작으로 다리를 옆으로 뻗을 때 허벅지 안쪽이, 상체를 회전할 때 복부가 자극된다.

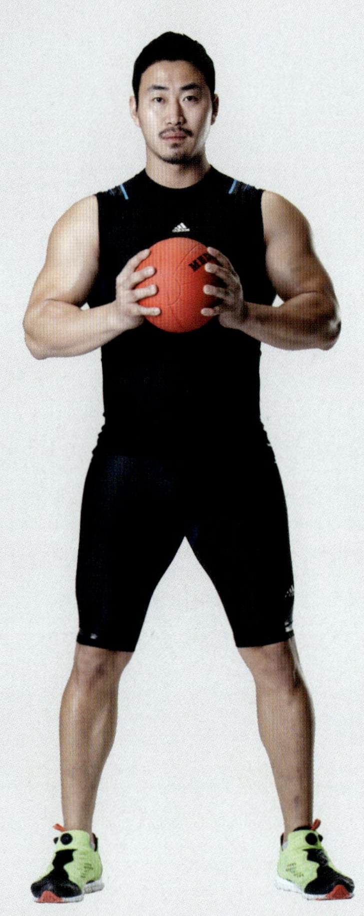

1 메디신볼을 가슴에 대고 다리를 어깨 너비로 벌리고 선다.

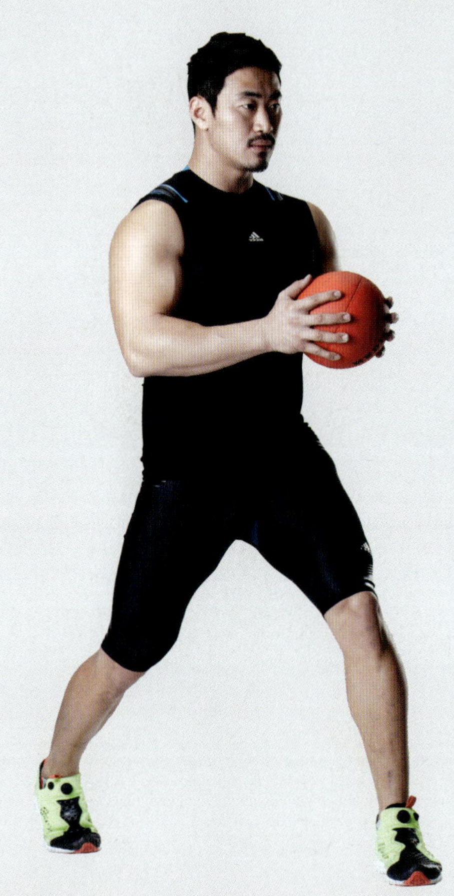

2 다리를 사선으로 최대한 벌린다. 이때 상체의 각도는 60~70도를 유지하고, 몸을 지지하는 발은 고정한다.

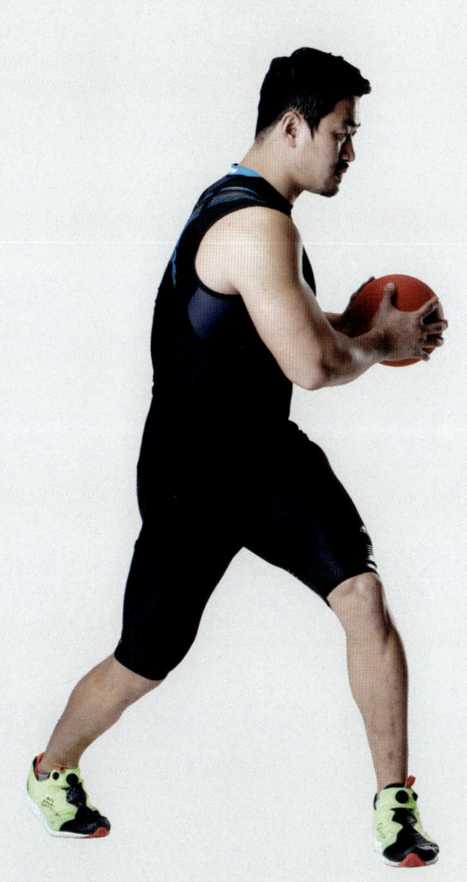

3 상체를 최대한 왼쪽으로 돌렸다가 2번 자세로 돌아온다.

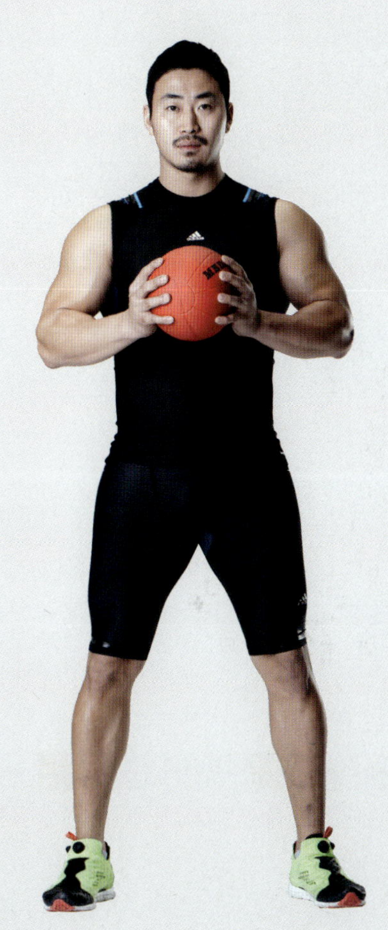

4 1번 자세로 돌아와 반대쪽도 같은 방법으로 실시한다. 10회씩 3세트를 한다.

메디신볼
사이드
스윙

난이도 | 중

운동 효과 다리를 굽히는 동작에서 허벅지가, 허리와 메디신볼을 돌리는 동작에서 옆구리와 복부가 자극된다.

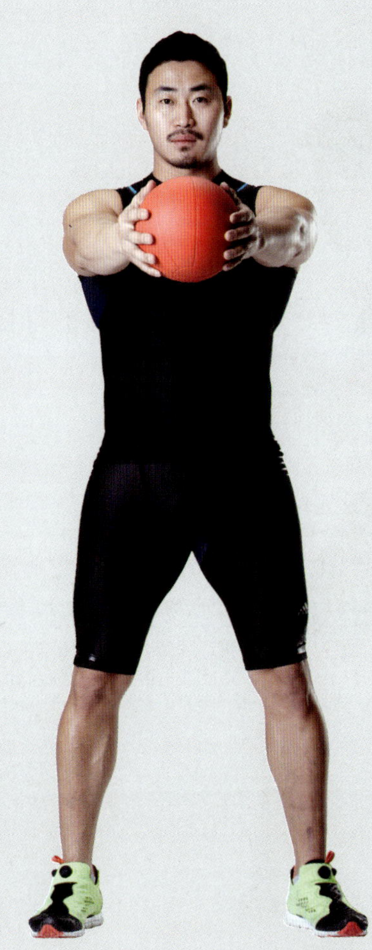

1 어깨너비로 벌리고 서고 메디신볼을 가슴 높이까지 올린다.

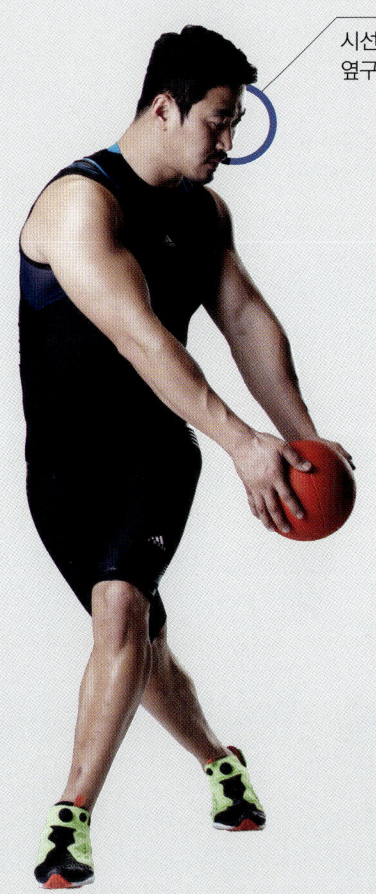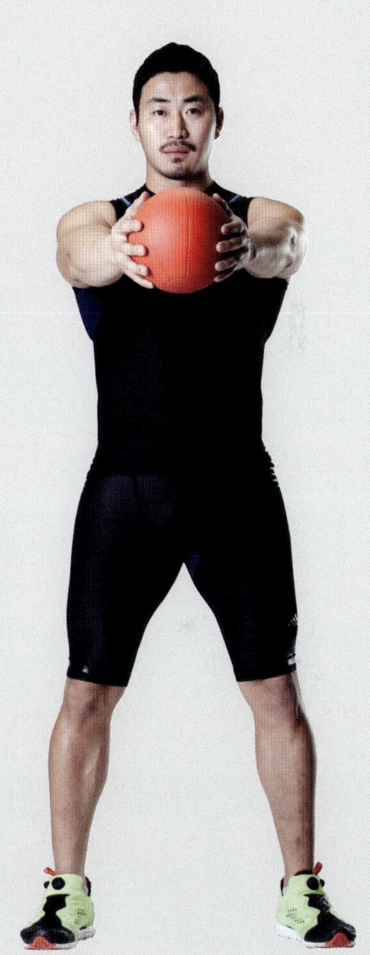

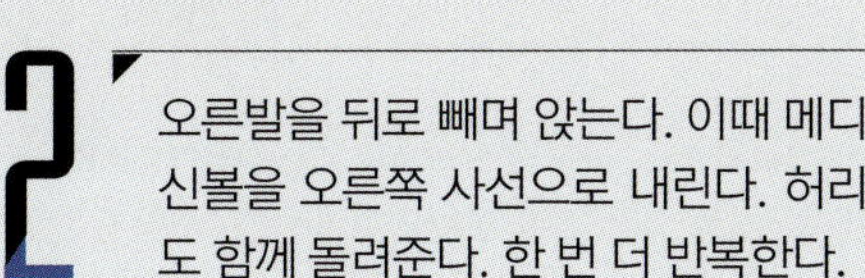

2

오른발을 뒤로 빼며 앉는다. 이때 메디
신볼을 오른쪽 사선으로 내린다. 허리
도 함께 돌려준다. 한 번 더 반복한다.

3

1번 자세로 돌아와 반대쪽도 같은 방
법으로 실시한다. 10회씩 3세트를 한
다.

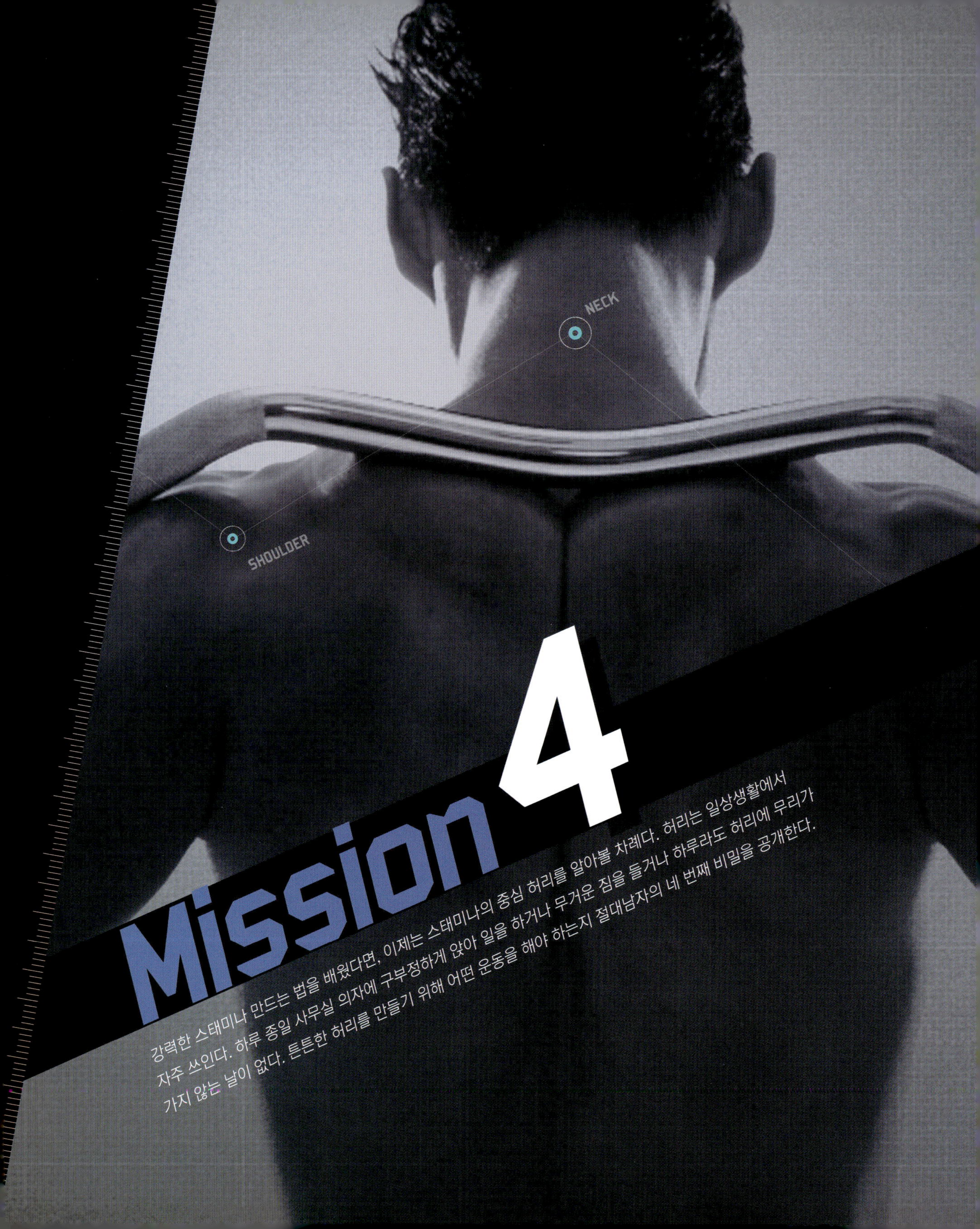

Mission 4

강력한 스태미나 만드는 법을 배웠다면, 이제는 스태미나의 중심 허리를 알아볼 차례다. 허리는 일상생활에서 자주 쓰인다. 하루 종일 사무실 의자에 구부정하게 앉아 일을 하거나 무거운 짐을 들거나 하루라도 허리에 무리가 가지 않는 날이 없다. 튼튼한 허리를 만들기 위해 어떤 운동을 해야 하는지 절대남자의 네 번째 비밀을 공개한다.

절대남자의 비밀, 허리를 살려라!

강한 남자의 상징이라고 하면 허리를 빼 놓을 수 없다. 실제로 허리가 안 좋으면 힘을 잘 못 쓴다. 운동을 할 때나 물건을 들어 올릴 때를 비롯해 우리가 살아가는 모든 활동에 영향을 미치는 인체의 중심이자 힘의 확인점이 바로 허리이기 때문이다. 집이 튼튼하게 지어지려면 주춧돌이 단단해야 하듯이 우리의 몸도 주춧돌인 허리가 건강해야 일상생활을 무리 없이 할 수 있다. 네 발 짐승에게는 없는 허리 디스크가 사람에게만 있는 것도 두 발로 몸을 지탱해야 하기 때문에 몸의 중심인 허리가 균형을 잡아주느라 늘 많은 무게를 감당하게 돼서다.

물론 허리는 스태미나와도 깊은 관련이 있다. 남성의 상징이라고 할 수 있는 '발기중추'라는 중요한 부위 역시 허리에 있다. '발기중추'는 말초자극을 총괄하는 중추신경 중 발기를 관리하는 신경이라고 할 수 있다. 이 부위는 허리뼈 5번과 꼬리뼈 1번 사이에 위치에 있는데, 평소 이 부위를 잘 자극해주면 스태미나에 좋다.

또한 발기중추는 항문 괄약근과도 연결이 되어 있기 때문에 괄약근의 힘이 좋을수록 스태미나가 좋다고 할 수 있다.

조선시대에 쓰여진 《동의보감》에서도 '허리는 정력의 창고'라고 표현하고 있을 정도로, 허리의 유연성과 근력은 남자의 정력에 매우 중요하다.

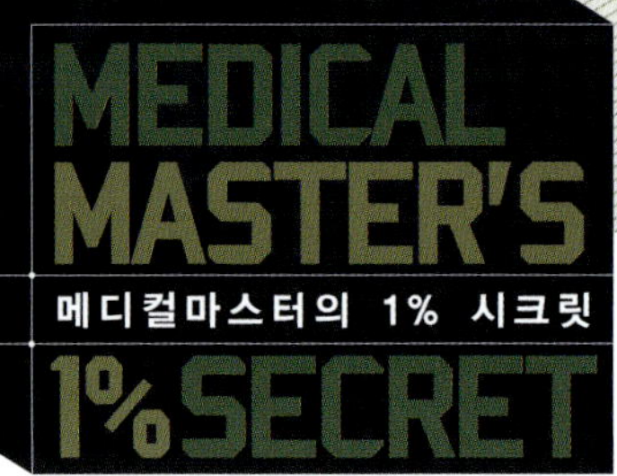

가끔 이유 없이 허리가 뻐근하여 검사를 받아봐야 하는 건지 불안할 때가 있다. 통증이 일정 기간 지속될 때는 문제가 있다고 볼 수 있지만 단순히 통증만으로 허리의 상태를 단정할 수는 없다. 허리의 건강 상태를 확인하려면 유연성과 근력 모두를 체크해야 하는데, 병원에 가지 않고도 스스로 테스트해볼 수 있는 방법이 있다. 일명 'L자 만들기' 테스트다. 일단 엎드려서 두 다리를 땅에 붙인 다음 양팔을 앞으로 뻗은 뒤 팔과 다리의 힘에 의지하지 않고 허리의 힘으로 최대한 몸을 뒤로 들어 올린다. 알파벳 L처럼 몸이 90도로 세워지기란 거의 불가능하지만 허리가 뒤로 많이 젖혀질수록 유연성이 좋다고 할 수 있고 그 자세로 최대한 오랫동안 버틸수록 근력이 좋다고 할 수 있다. 높이가 20센티미터 미만이면 유연성 부족, 30초를 버티지 못하고 다리가 땅에 떨어지면 근력이 부족한 것이다.

그렇다면 허리의 힘은 어떻게 기를 수 있을까? 일단 허리에 관한 몇 가지 통념들을 되짚어 평소 무엇을 조심하고 어떤 습관을 가져야 하는지 알아보자.

속설 1. 재채기로도 허리 디스크에 걸릴 수 있다? 그렇다!

어깨를 들썩일 만큼 기침이나 재채기를 하면 순간적으로 배에 있는 근육들이 수축하게 되고 압력이 높아지면서 척추를 자극하기 때문에 심한 허리 통증을 유발할 수 있다. 담배를 많이 피우면 폐와 기관지가 안 좋아져서 자꾸 기침을 하게 된다. 이때 척추 뼈들을 연결하는 연골에 순간적으로 압력이 굉장히 높아져 허리에 부담이 간다.

속설 2. 허리는 뜨거운 곳에서 지질수록 좋다? 아니다!

온찜질은 만성적인 허리통증에는 도움이 되지만 급성 허리통증이 있을 때 뜨거운 찜질을 하게 되면 오히려 염증이나 내부출혈을 일으켜 증상이 악화될 수 있다. 이럴 때는 차가운 물수건이나 얼음으로 냉찜질을 해주고 치료를 받아야 한다.

속설 3. 자전거를 타면 스태미나가 떨어진다? 가능성이 있다!

자전거를 타면 음경의 혈류량이 줄어들 수 있다. 그 원인은 바로 안장에 있는데, 뾰족한 자전거 안장 앞부분에 회음부가 닿아 혈관이 눌리기 때문에 혈류량이 떨어질 수 있는 것이다.

하지만 자전거 타기는 전신 유산소 운동으로 장점이 많은 만큼 주의해서 타는 것이 현명할 것이다. 회음부가 오래 압박받지 않도록 엉덩이를 살짝 들어주거나, 한 시간을 타고 5~10분 정도 쉬어주는 게 좋다. 쿠션이 좋은 안장을 쓰거나 자전거 전용 바지를 챙겨 입는 것도 방법이다. 이런 바지에는 보호 패드가 부착되어 있어 엉덩이나 회음부를 자극으로부터 보호해준다.

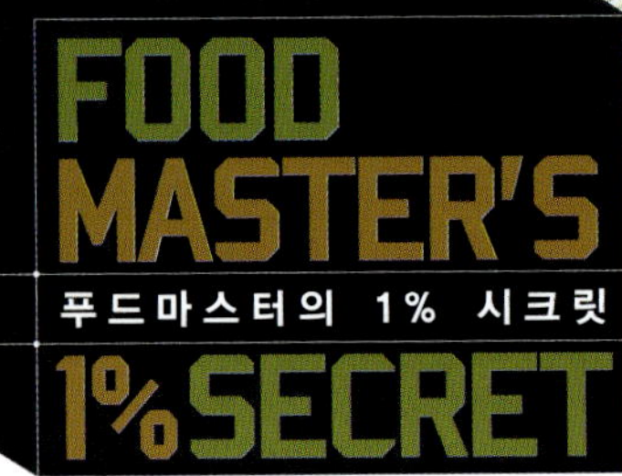

그렇다면 허리에는 어떤 음식이 좋을까? 많은 남자들이 허리 힘에 좋다고 하면 무조건 비싸고 구하기 힘들고 영양이 넘치는 것들을 찾곤 하는데, 도리어 몸에 영양이 과도하게 넘쳐 단백뇨나 신장 결석 등이 생길 수 있고 불면증이나 우울증에 시달릴 수도 있다. 그런 염려를 할 필요가 없는 안성맞춤 허리 강화 음식이 있는데, 그것은 바로 새우다. 새우의 효능은 예부터 많은 문헌에도 기록되어 있다. 문헌에 의하면 궁중에서는 새우를 술에 재워 왕들의 정력을 돌보기 위한 약으로 사용되었고, 특히 명나라 의학자 이시진이 쓴 《본초강목》에는 '남자가 혼자 여행할 때는 새우를 먹으면 안 된다'는 말이 쓰여 있을 정도다.

실제로 새우는 저지방 고단백 저칼로리 식품으로 유명한데, 풍부한 단백질 중에서도 남자한테 좋은 아르기닌 성분이 굉장히 많고 특히 껍질에는 남자의 전립선 질병 예방에 좋은 키틴 성분이 풍부해서 남성의 허리 건강에 큰 도움이 된다. 또 웬만한 자양강장제에 필수적으로 들어가는 타우린, 노화 방지에 탁월한 효과를 지닌 키토산, 그리고 칼슘을 비롯한 무기질과 비타민 B 등이 풍부하게 들어가 있어 힘이 부족한 남자들에게 에너지를 듬뿍 채워줄 수 있다.

콜레스테롤 수치가 높은 이들은 새우를 피해야 한다고 하지만, 사실 새우의 콜레스테롤은 먹어도 좋은 콜레스테롤이다. 콜레스테롤은 우리의 몸을 구성하는 세포의 주요 성분이고 남성호르몬을 만드는 데 필요하기 때문에 오히려 너무 부족해도 스태미나가 떨어진다. 특히 좋은 콜레스테롤은 새우의 머리와 꼬리에 더 많이 몰려 있으니 한 마리를 통째로 먹는 게 좋다. 물론 아무리 좋은 음식이라도 뭐든 많이 먹으면 영양 과다가 되므로 늘 적정량을 지키는 습관이 중요하다.

새우를 구워 먹는 것도 좋지만 생새우는 오랫동안 보관할 수도 없고 손질하기도 어려우므로 마른 민물새우를 이용한 음식을 해 먹으면 쉽고 간편하게 자주 먹을 수 있다.

남자의 스태미나를 올려주는 '힘내 바'

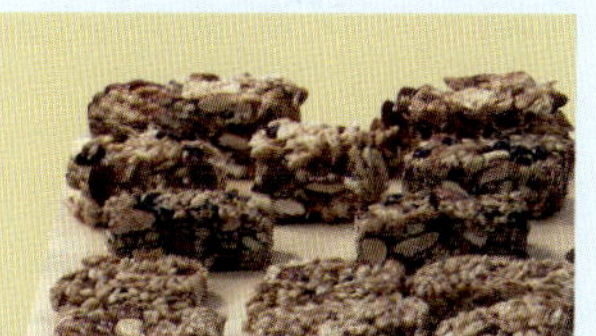

재료: 마른 민물새우 200g, 견과류 200g, 시리얼 40g,
　　　엿물(올리고당+설탕)

1. 꿀과 설탕의 비율을 1대 1로 해서 끓인다.
2. 견과류를 먹기 좋은 크기로 다진다.
3. 마른 새우는 기호에 따라 튀기거나 구운 후, 약간의 소금을 뿌린다.
4. 견과류, 마른 새우, 시리얼을 버무린 후 통에 넣어 굳힌다.
★ 엿물을 만들 때 저어주면 완성된 강정이 딱딱해진다.

    민물새우 강정의 장점은 꼭 이 재료가 아니어도 된다는 것이다. 집에서 쉽게 구할 수 있는 재료를 취향에 따라, 자신에게 부족한 영양소를 채워 넣는 느낌으로 함께 버무리면 된다. 만약 집에 시리얼이 없다면 누룽지를 잘게 조각내서 넣어도 좋고, 단백질이 더 필요하다고 느낀다면 견과류 대신 검은 콩을 볶아서 넣어도 좋다. 평소 비타민 섭취가 부족한 이들은 건포도나 크랜베리처럼 말린 과일을 넣는 것도 좋다. 올리고당과 설탕 대신 꿀이나 메이플 시럽으로 대체하거나 물엿을 이용해도 좋다.

유연하고 근력 좋은 허리를 만들 수 있는 방법은 또 있다. 비밀은 바로 양치질에 있다. 즉 양치질을 할 때 어금니를 얼마나 더 자극하느냐에 따라 허리의 힘이 결정된다.

우리 몸의 모든 부위는 유기적으로 연결되어 있다. 예컨대 수지침의 경우 머리가 아프면 가운데손가락을 눌러 두통을 완화시키는 원리처럼 치아와 허리도 마찬가지다. 어금니의 신경은 척추 신경과 밀접한 관련이 있기 때문에 양치질을 할 때 어금니 안쪽 근육을 많이 자극하게 되면 허리를 더 유연하게 굽힐 수 있게 된다. 실제로 치아가 좋지 않거나 턱관절에 문제가 있는 이들 중에는 허리나 등, 목에 통증이 있어서 몸을 잘 굽히지 못하는 이들이 많다. 심할 경우 허리와 골반이 틀어지는 요추골반을 겪기도 한다. 요컨대 허리가 아프거나 스태미나가 떨어진다 싶을 땐 일단 치아나 씹는 근육, 턱관절에 문제가 없는지부터 의심해보는 것이 좋다.

양치질을 할 때는 어금니 쪽으로 칫솔을 최대한 깊숙이 넣은 다음 안쪽에서 바깥쪽으로 밀어내듯이 어금니와 그 주변 근육을 천천히 자극하는 게 좋다. 그리고 보다 직접적인 효과를 보고 싶을 때는 손으로 어금니 근육이 있는 부분을 꼭꼭 눌러주면 된다. 어느 20대 남성의 양치질 실험을 통해 유연성과 근력의 증가량을 살펴보았다. 실험 결과 유연성과 근력 모두 증가했음을 알 수 있었다.

	양치질 전	양치질 후	증가량
유연성	9.9Cm	15.1Cm	5Cm 증가
근력	219N	227.7N	8N 증가

〉 20대 남성의 양치질 전후의 근력과 유연성 결과

평소 손쉽게 할 수 있는 '발기중추 지압법'도 있다. 골프공이나 주먹으로 발기중추 부위, 즉 꼬리뼈 윗부분을 위아래, 좌우로 자극하면 된다.

골프의 스윙동작과 유사한 '발기중추 스트레칭'도 좋다. 양팔을 앞으로 곧게 펴 모으고, 한 쪽 다리를 뒤로 빼면서 허리를 회전시키는 동작이다. 스윙을 할 때 허리를 비틀게 되는데, 이 자세는 발기중추가 있는 꼬리뼈 위를 자극하는 좋은 방법이 된다.

스트레칭을 넘어 허리를 강하게 만드는 본격적인 운동법을 배워보자. 케틀벨을 이용하여 평소 운동하기 어려운 허리 근육을 효과적으로 단련하고, 전신 근육에 긴장을 줌으로써 몸 전체의 힘을 강화시켜 로마 전사들처럼 강한 남자가 되게 만드는 '300 운동법'이다.

케틀벨은 실제로 영화 〈300〉의 배우들이 트레이닝 도구로 쓰면서 알려지기 시작했고, 완벽한 몸매의 소유자인 가수 비도 케틀벨로 운동을 한 것으로 유명하다. 언뜻 보면 무거운 쇳덩이 같지만 근력 운동과 유산소 운동의 효과를 모두 가져올 수 있기 때문에 '내 손 안의 체육관'이라고 부르기도 하는 케틀벨은 4kg부터 40kg까지 크기와 무게가 다양하다. 남성들은 8kg, 여성들은 4kg 정도의 무게로 시작하면 적당하고, 케틀벨 운동이 몸에 익숙해지면 한 달에 2kg씩 무게를 늘려서 운동 효과를 높이는 게 좋다.

스파르타 스쿼트

난이도 | 중

운동 효과 케틀벨을 들고 하는 스쿼트 동작으로 스윙하며 케틀벨을 팅겨줄 때 허리와 엉덩이, 괄약근을 강화할 수 있다. 케틀벨로 무게중심이 앞에 있기 때문에 허리를 더 긴장시킬 수 있다.

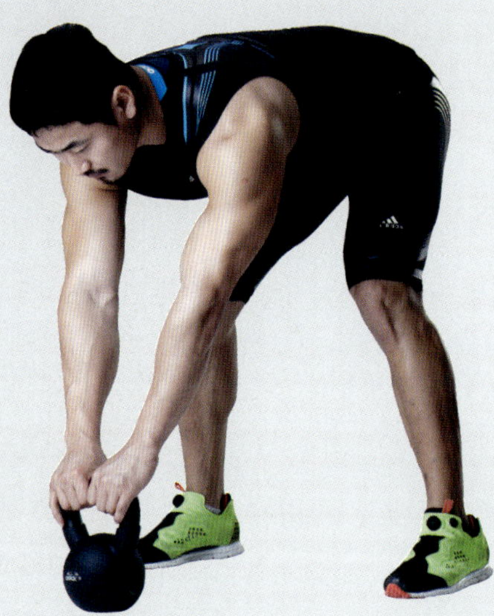

1 다리를 어깨너비로 벌린 뒤, 상체를 숙이고 케틀벨을 양손으로 잡는다.

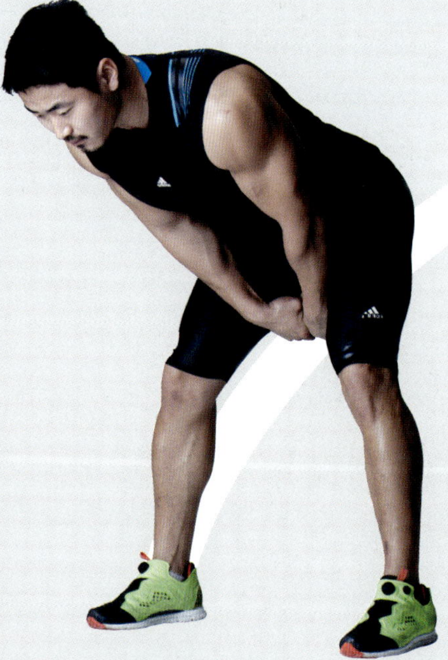

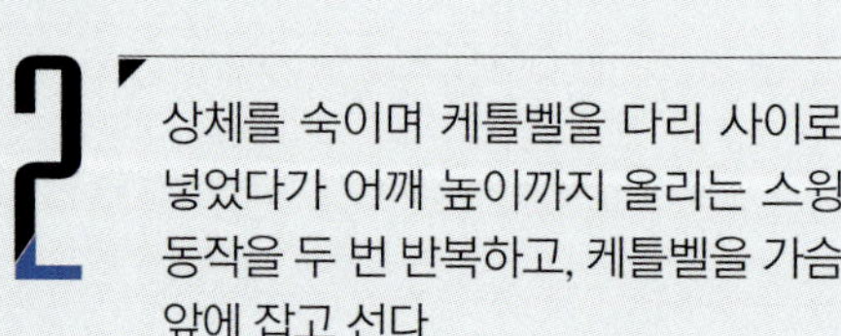

2 상체를 숙이며 케틀벨을 다리 사이로 넣었다가 어깨 높이까지 올리는 스윙 동작을 두 번 반복하고, 케틀벨을 가슴 앞에 잡고 선다.

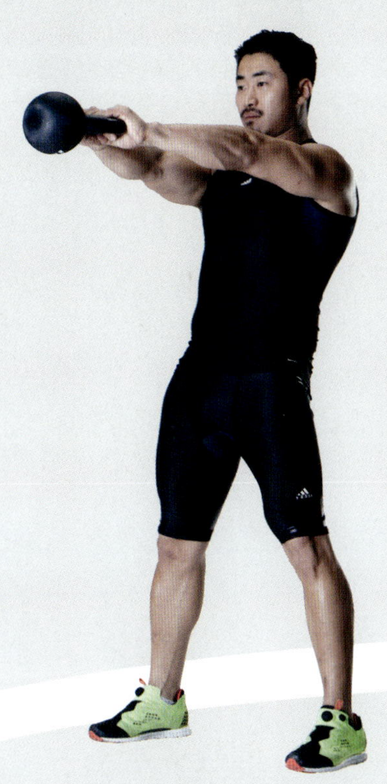

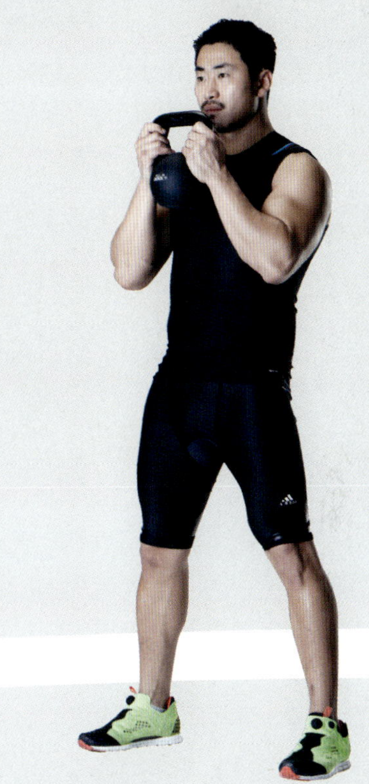

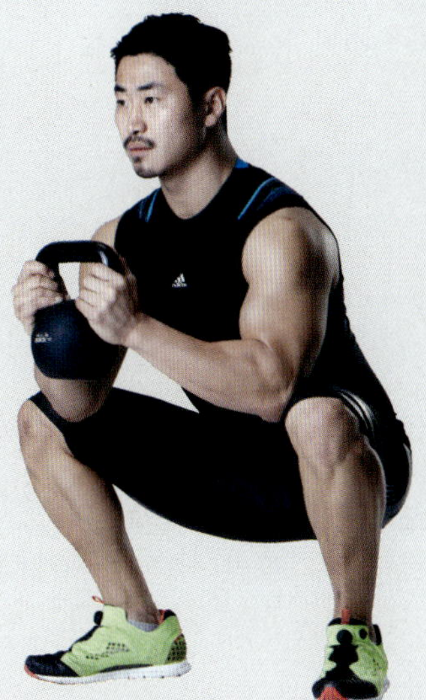

3 팔꿈치를 무릎에 갖다 대고 최대한 깊게 앉는다. 엉덩이에 힘을 주고 허리를 세워 다시 일어난다. 스윙 두 번과 스쿼트 한 번을 1회로 삼아 10회 실시하고 총 3세트를 한다.

글래디에이터
런지

난이도 | 상

운동 효과 기본 런지 동작에 어깨를 밀어 올리는 동작이 추가된
운동법으로 허리와 엉덩이, 허벅지에 강한 자극을 주

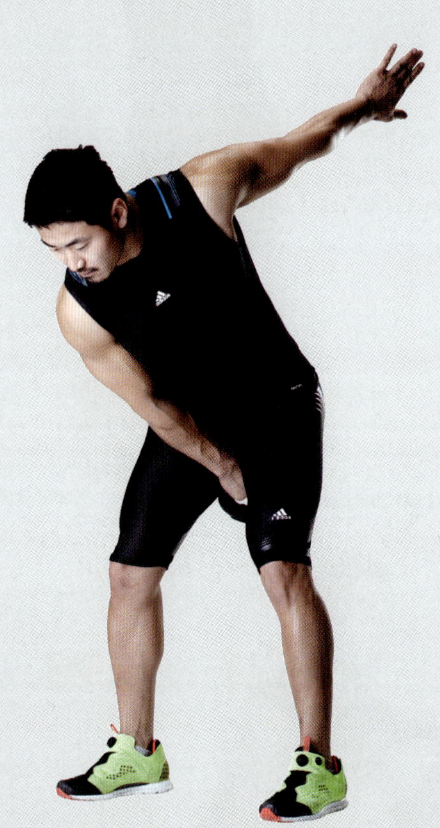

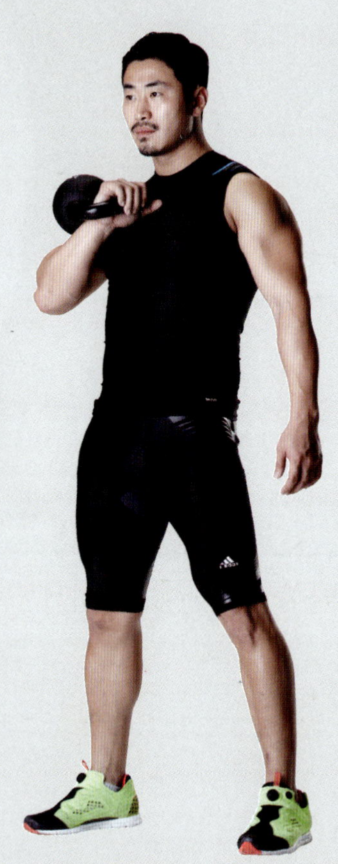

1 케틀벨을 한 손으로 잡고 스윙 동작을
하는 것처럼 케틀벨을 엉덩이 뒤로 뺀
다.

2 팅겨진 케틀벨을 몸 앞에서 위로 끌어
올려 가슴 앞에 정지시킨다.

고 전신 근력까지 강화할 수 있다. 특히 케틀벨을 위로 올리는 동작에서, 케틀벨의 무게를 허리와 복부의 힘으로 지탱하게 되어 두 배의 운동효과를 기대할 수 있다.

케틀벨이 없다면 덤벨을 두 손으로 잡고 하되 케틀벨의 무게를 고려하여 평소에 드는 덤벨보다 약간 더 무거운 것을 사용한다.

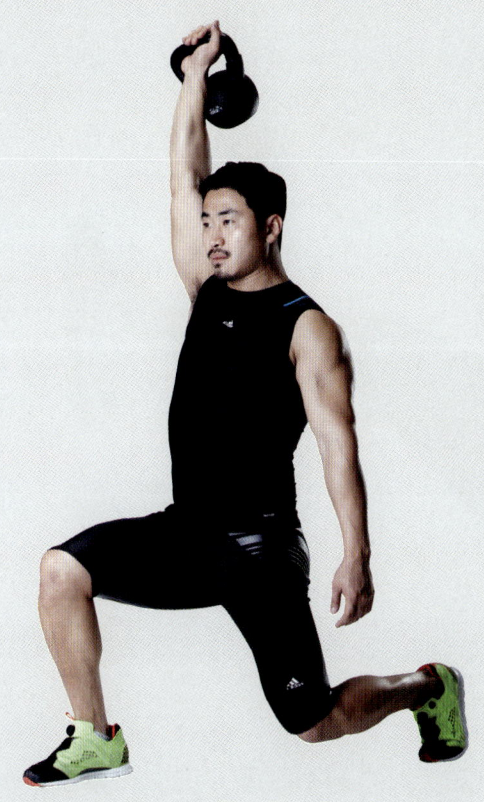

3 반대쪽 다리를 내밀며 런지 동작을 하는 동시에 케틀벨을 머리 위로 들어 올린다.

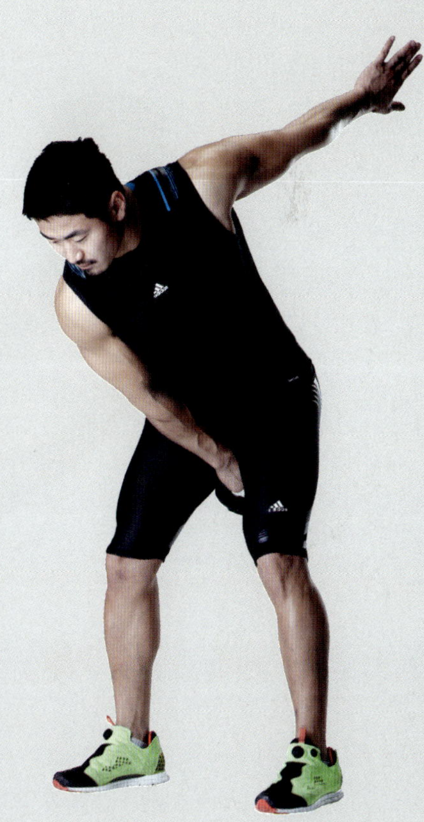

4 처음 자세로 돌아와 동작을 반복한다. 한 쪽당 20회씩 각각 3세트 반복한다.

알렉산더 트위스트

난이도 | 상

운동 효과 건강한 허리는 허리의 앞·뒤·옆 근육이 함께 발달되어야 한다. 이 운동은 척추를 전후좌우로 잡아주는 복근

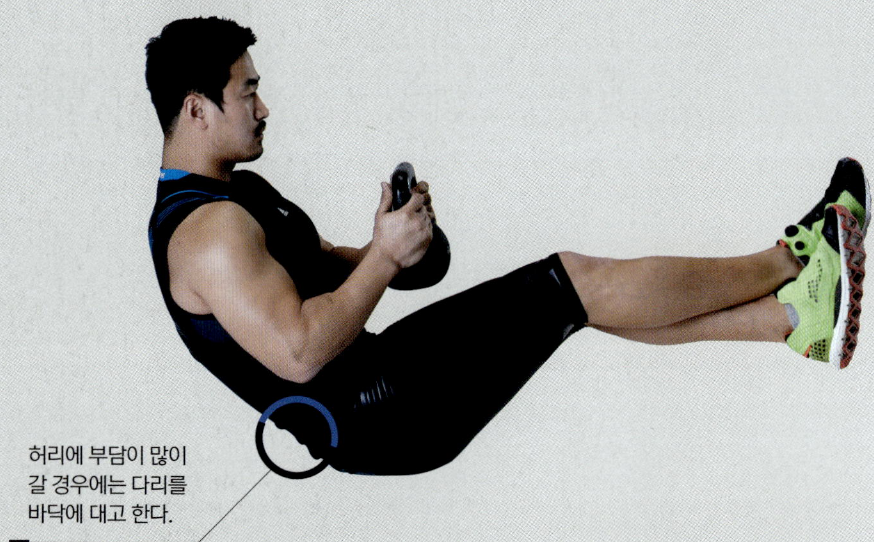

허리에 부담이 많이 갈 경우에는 다리를 바닥에 대고 한다.

1 바닥에 앉아 다리를 꼬고 발을 든 상태에서, 몸을 45도 세운다. 이때 복부에 힘을 주어 균형을 잡고 케틀벨을 가슴 앞까지 올린다. 복부에 너무 힘을 많이 주면 힘들어서 몇 번 못하고 금방 포기하게 되므로 힘을 살짝만 줘서 구부리는 게 좋다.

코어 운동으로 건강한 허리를 위한 최적의 운동이다.

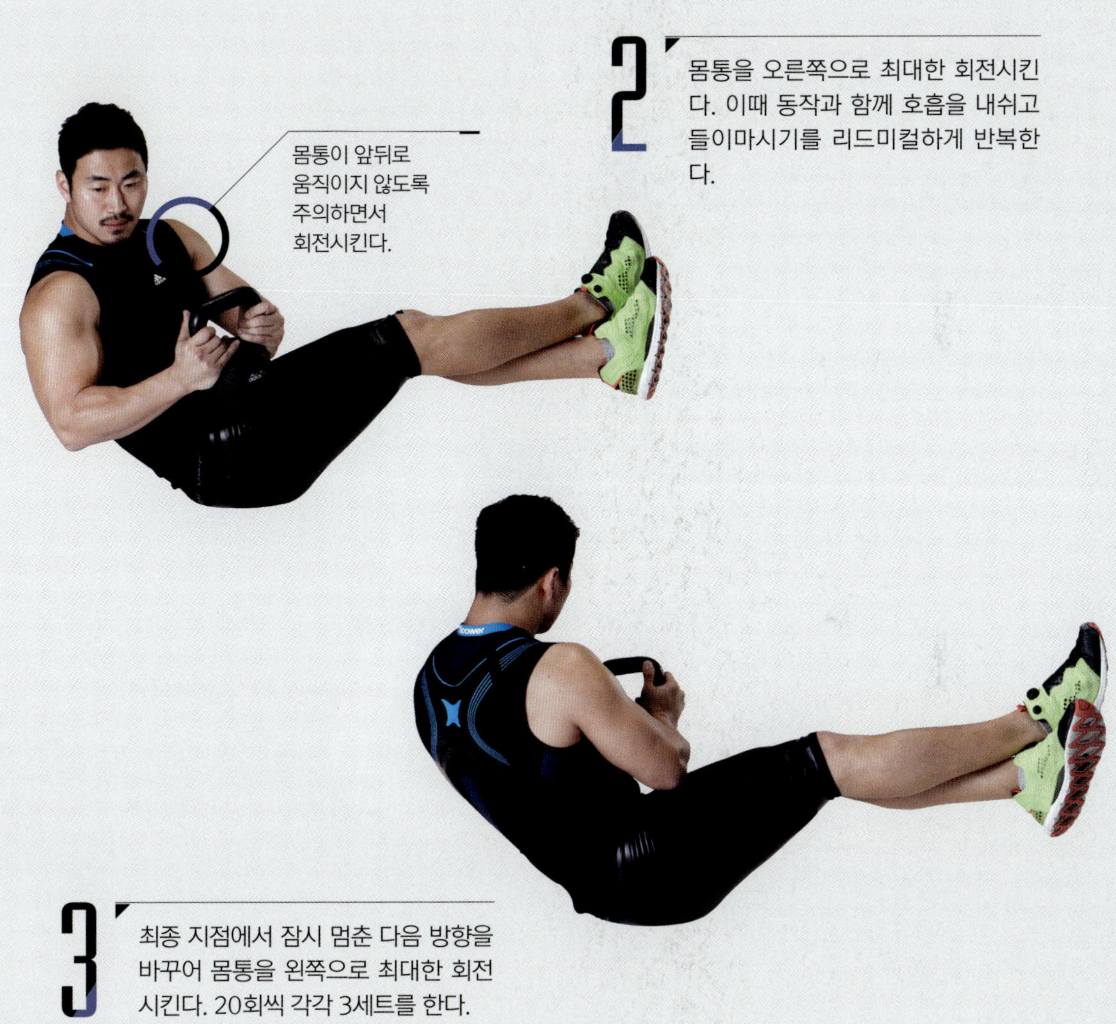

2 몸통을 오른쪽으로 최대한 회전시킨다. 이때 동작과 함께 호흡을 내쉬고 들이마시기를 리드미컬하게 반복한다.

3 최종 지점에서 잠시 멈춘 다음 방향을 바꾸어 몸통을 왼쪽으로 최대한 회전시킨다. 20회씩 각각 3세트를 한다.

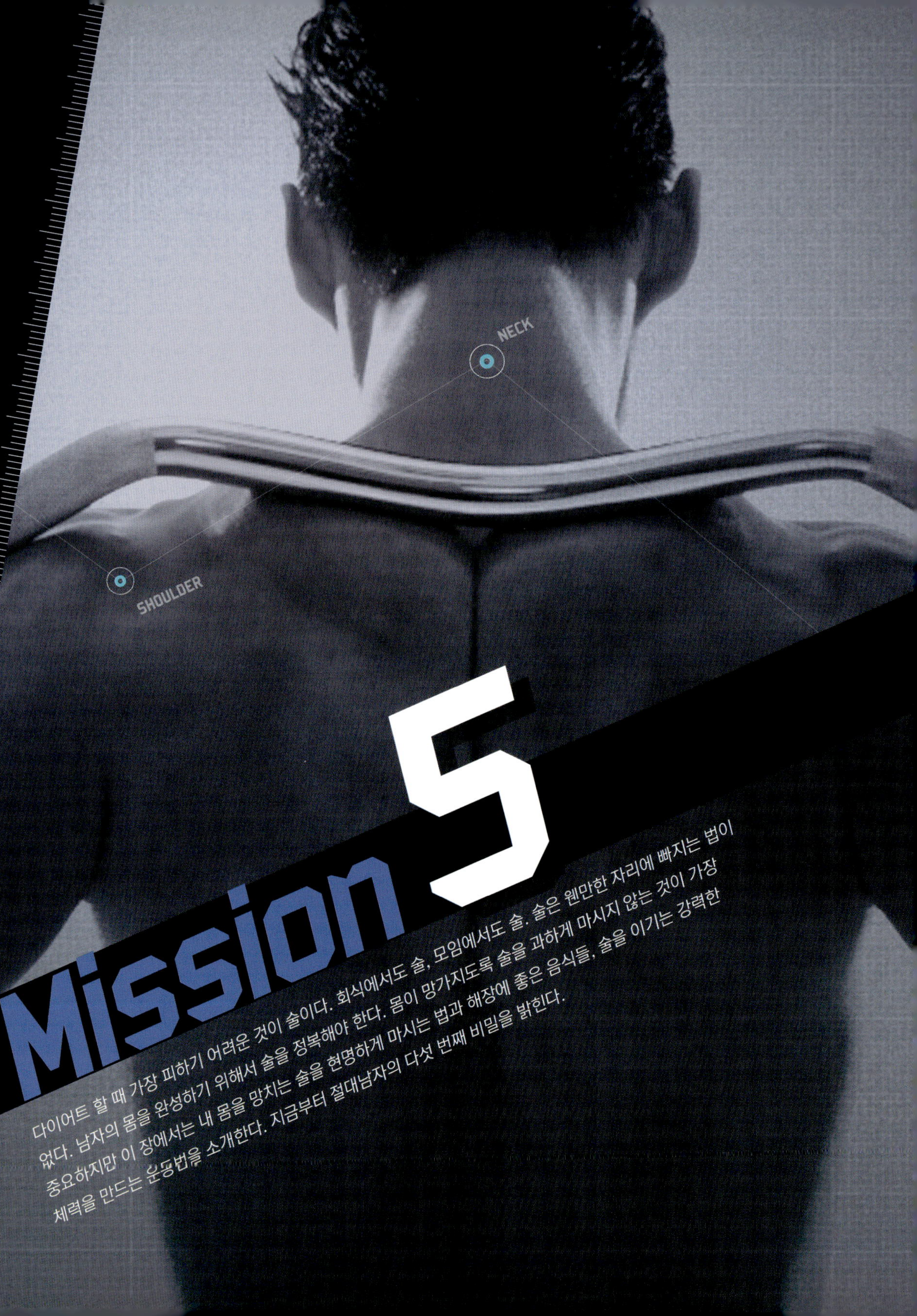

Mission 5

다이어트 할 때 가장 피하기 어려운 것이 술이다. 회식에서도 술, 모임에서도 술. 술은 웬만한 자리에 빠지는 법이 없다. 남자의 몸을 완성하기 위해서 술을 정복해야 한다. 몸이 망가지도록 술을 과하게 마시지 않는 것이 가장 중요하지만 이 장에서는 내 몸을 망치는 술을 현명하게 마시는 법과 해장에 좋은 음식들, 술을 이기는 강력한 체력을 만드는 운동법을 소개한다. 지금부터 절대남자의 다섯 번째 비밀을 밝힌다.

절대남자의 비밀,
술을 지배하라!
WRIST
ELBOW

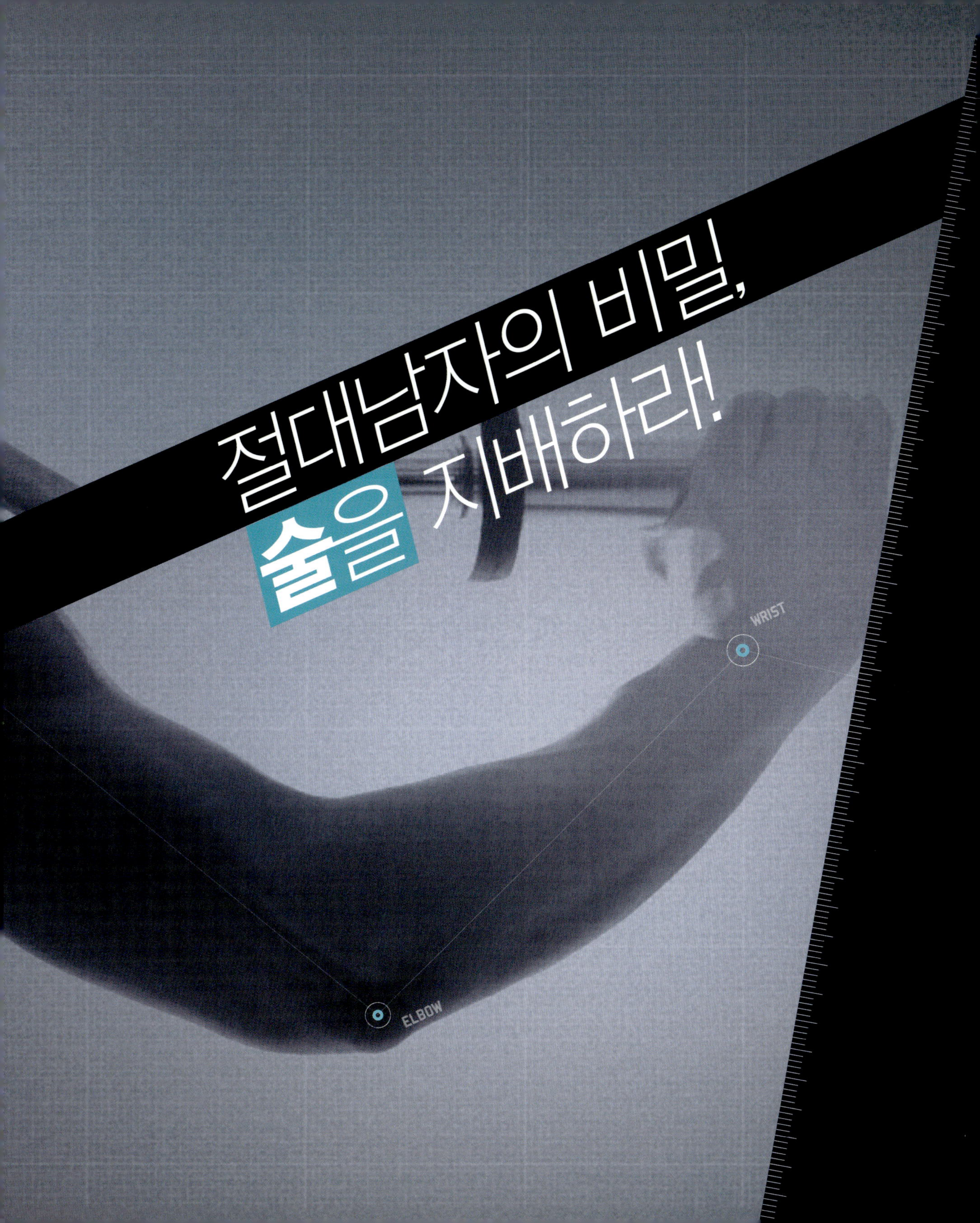

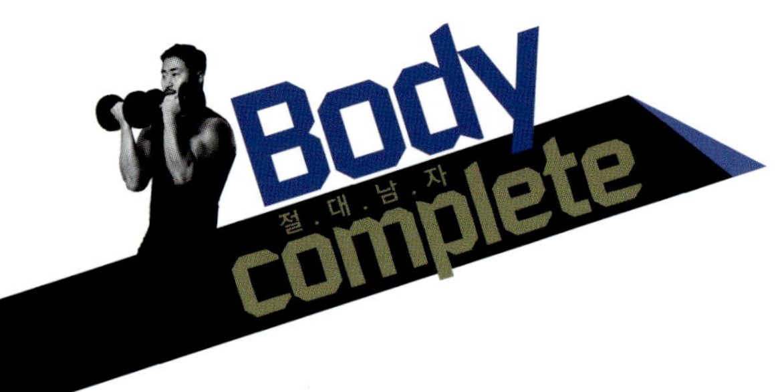

　　　　　　남자의 몸을 완성하기 위한 또 하나의 키워
드는 바로 술이다. 특히 대한민국 남자라면 누구도 술을 피할 수 없다. 한국 사람
들에게 술은 단순한 음료가 아니라 직장 생활이나 대인관계에서 빠질 수 없는 소
통의 도구이기 때문이다. 실제로 2013년 CNN을 통해 '술을 가장 좋아하는 나라' 7
위로 선정된 한국은 1인당 연간 음주량이 14.4리터이며, 남성의 경우 81.8%가 술
을 마신다고 한다. 음주대국이라 할 만큼 술 문화가 압도적인 한국 사회에서 술을
끊고 몸을 만든다는 것은 쉬운 일이 아니다. 술을 과하게 마시면 몸이 망가지는 것
은 시간문제, 하지만 몸과 술의 관계를 제대로 알면 몸 망치는 술이 몸 만드는 술
로 바뀔 수 있다.

　　먼저 주량의 비밀을 이해하는 게 중요하다. 같은 양의 술을 마셔도 사람마다
취하는 정도가 다른 건 간 때문이다. 정확히는 간에 있는 알코올 분해 효소 때문인
데, 이 효소의 양이 많을수록 알코올이 빨리 분해되고 술도 더 잘 마실 수 있게 된

다. 보통 남자가 여자보다 술을 더 잘 마시는 것도 남자들 몸에 이 효소가 두 배 더 많기 때문이다. 여자는 남자보다 몸에 수분이 적어서 술에 더 빨리 취하기도 한다. 알코올이 온몸을 돌다 보면 수분과 섞이면서 묽어지므로 몸에 수분이 많을수록 천천히 취한다. 또 술은 마실수록 는다는 말이 있는데 이는 알코올 분해 효소가 늘어서가 아니라 술에 반응하는 뇌세포가 무뎌지면서 더 많은 술을 마셔야 취하는 내성이 생겨서다. 알코올 분해 효소를 늘리는 데는 운동이 가장 좋다. 체력이 좋아져 신진대사가 원활해지고 수분을 많이 가진 근육량이 늘어나 알코올을 더 빨리 분해하는 몸으로 바뀔 수 있다. 결국 근육이 많고 운동을 많이 한 사람일수록 술자리에서 끝까지 살아남을 수 있는 가능성이 높다.

자신이 술자리를 끝까지 버틸 수 있는 체력을 가지고 있는지 테스트할 수 있는 간단한 방법이 있다. 이른바 악마의 운동이라 불리는 '버피 테스트'다. 짧은 시간 안에 운동 효과를 극대화할 수 있는 유산소성 근력 운동이다. 짧은 시간 동안 최고의 칼로리를 소모할 수 있을 만큼 체력 강도가 높은 운동이므로 30초 동안 12번가량 소화할 수 있다면 밤새 술자리를 가져도 끄떡없을 만큼 충분한 체력을 가졌다고 판단할 수 있다.

술의 도수와 술 마시는 방법도 주량과 관계가 있다. 술의 도수가 높을수록 더 잘 취하는 것은 아니다. 몸은 알코올 도수가 10~15도일 때 알코올을 가장 빨리 흡수한다. 때문에 와인이나 정종 같은 술이 40~50도짜리 양주보다 취하기 쉽고, 그중에서도 소주와 맥주를 섞어 도수가 14도가량 되는 소맥이 몸에 가장 잘 흡수된다. 또 술 한 잔을 한 번에 들이키면 알코올 흡수율이 훨씬 높아진다. 예컨대 소맥 한 잔을 한 번에 들이키면 소주 반병을 마신 것과 똑같다고 할 수 있다.

버피테스트

1. 허리를 곧게 펴고 선다.

2. 상체를 숙이고 바닥에 양손을 짚는다.

3. 양쪽 다리를 점프하듯 뒤로 쭉 뻗어 어깨와 발끝이
   일직선이 되도록 한다.

4. 다시 한 번에 다리를 앞으로 점프하여 당긴다.

5. 처음 자세로 돌아가 동작을 반복한다.

★ 엎드린 자세에서 어깨와 손이 일직선이 유지되도록 하여
   어깨 부상을 예방한다.

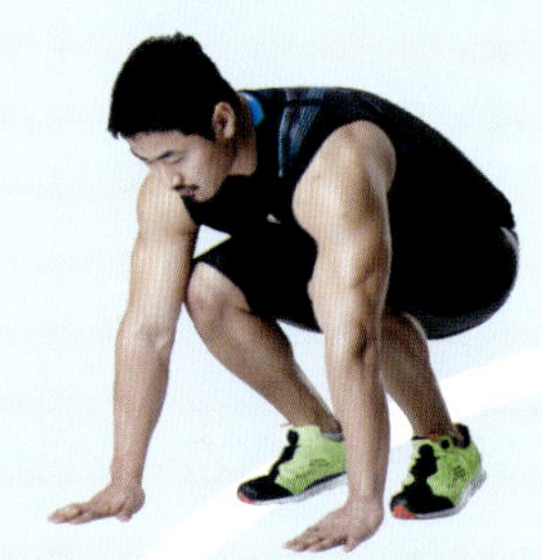
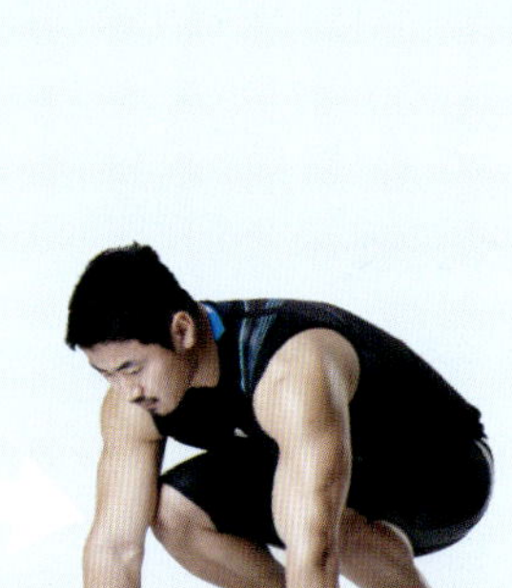
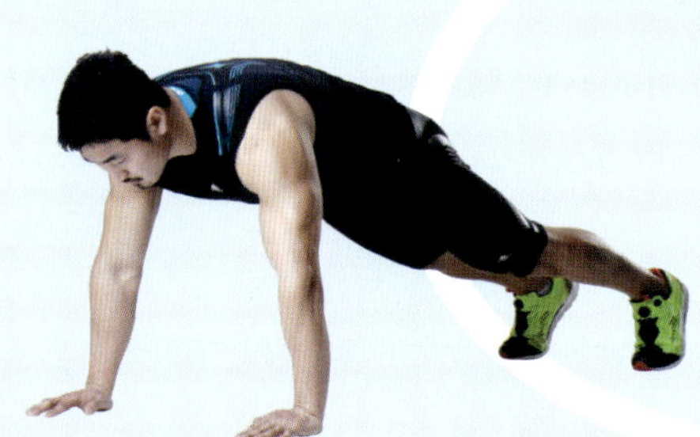

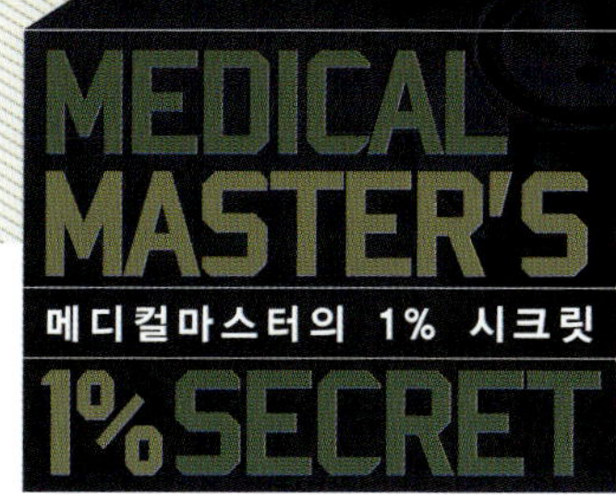

아무리 즐거운 술자리라도 모든 술자리가 다 기분 좋은 건 아니다. 사회생활을 하다 보면 몸이 피곤해도 어쩔 수 없이 끌려가는 술자리가 있기 마련, 거기다 누군가 주사를 부려 분위기가 깨지면 기분이 무척 언짢아진다. 평소에는 안 그러던 사람이 술만 마시면 갑자기 과격해지거나 말이 엄청나게 많아지거나 울음을 터뜨리는 건 뇌의 전두엽 때문이다. 전두엽은 사람의 욕구를 조절하는 부위인데, 알코올이 이 부분을 건드려 평소 억눌러져 있던 감정이 가장 먼저 반응하게 되는 것이다.

피할 수 없는 술자리, 술을 마시면서도 안 취하는 방법은 없을까? 물을 많이 마시거나 밥을 먹어두는 것도 좋지만 그보다 더욱 간단한 방법들이 있다.

하나는 약속 장소에 나가기 전 30분간 누워 있는 것이다. 간은 혈액에 있는 노폐물을 걸러내고 우리 몸에 영양분을 나눠주는 역할을 하는데, 누워 있다 보면 간으로 가는 혈액이 평소보다 70% 정도 많아지기 때문에 영양분을 더 빨리 온몸에

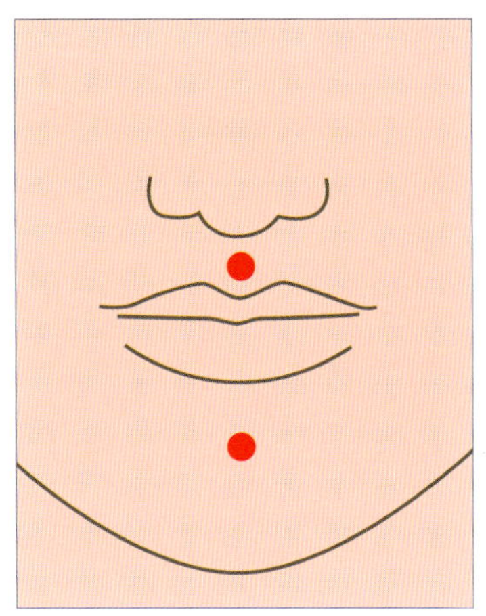

》술을 깨게 하는 혈 자리, 인중과 승장

나눠줄 수 있게 된다. 그러면 알코올 분해도 빨라지고 몸의 전반적인 컨디션도 좋아져 같은 양의 술을 마셔도 덜 취하게 된다. 물론 술을 마시고 나서도 누워 있으면 해독 작용이 활발해져 술이 더 빨리 깬다.

또 하나는 초콜릿이나 사탕처럼 단 음식을 미리 먹어두는 것이다. 술을 마시면 알코올이 분해되는 과정에서 포도당을 쓰게 되는데, 초콜릿이나 사탕의 당분이 포도당으로 변해 알코올 분해가 빨라진다. 음주 전 초콜릿은 한 개, 사탕은 두 개 정도 먹으면 된다.

누워 있는 것으로도, 단 음식을 먹는 것으로도 해결이 안 될 만큼 너무 취한다 싶을 때는 코와 입술 사이의 인중을 지그시 힘을 주어 누르면 술이 확 깬다. 인중은 몸의 정중앙을 흐르는 중요한 혈 자리로, 정신이 혼미하거나 갑작스런 통증이 생겼을 때 눌러주면 정신이 번쩍 드는 효과가 있다. 이때 입술 아래에 있는 '승장'이라는 자리도 누르면 위와 장을 자극해서 소화를 돕기 때문에 술이 더 빨리 깰 수 있다. 하지만 두 부분 모두 급소이기 때문에 너무 세게 누르면 위험하고 엄지손가락으로 1분 정도 가볍게 자극하는 게 좋다.

술 마신 다음 날은 푹 자는 게 최고다. 잠을 푹 자면 숙취 해소에 도움이 되는 호르몬이 분비된다. 하지만 푹 쉴 수 있는 여건이 안 된다면 해장에 좋은 음식을 먹으면 좋다. 보통은 얼큰한 국물이나 기름진 음식이 당긴다고 하는데, 이는 술 때문에 손상된 위와 장을 또 한 번 자극하는 일일 뿐이다. 그보다는 맑은 국물류가 신진대사를 원활하게 하고 숙취를 만들어내는 물질을 몸 밖으로 내보내는 데 도움이 된다.

그중 해장에 가장 좋은 음식은 바로 콩나물해장국이다. 콩나물에 들어 있는 아스파라긴산은 우리 몸에서 알코올 때문에 만들어진 노폐물을 빠르게 제거해주고 알코올로 지친 체력을 급격히 회복시켜주며, 국물은 기본적으로 수분이라 알코올을 희석시켜주므로 숙취 해소에 탁월한 효과가 있다.

	음주 전	음주 후	감소량
밤	0.128	0.105	0.023
달걀 프라이	0.112	0.009	0.022
토마토 주스	0.102	0.083	0.019

❭ 간편한 숙취해소 음식

밤이나 달걀, 토마토주스도 해장에 좋다. 밤은 탄수화물과 단백질, 비타민이 풍부한 종합 영양 공급원으로 과당이 많이 포함되어 있어 위장을 튼튼하게 해준다. 특히 술 먹고 나서 속이 쓰리다면 더더욱 밤을 먹어야 한다. 밤에 들어 있는 비타민 B와 C가 위를 보호해준다. 생밤을 먹는 게 가장 좋지만 편의점에서 가공된 밤을 구입해 먹어도 괜찮다. 달걀에는 알코올의 해독을 돕는 레시틴이 풍부하다. 노른자에 들어 있는 메티오닌 또한 간의 회복력을 높여주는데, 노른자를 덜 익혀 먹을수록 메티오닌이 더 많이 흡수되므로 가능하다면 날계란 그대로 먹는 게 좋다. 토마토는 혈중 알코올 농도를 낮춰주는 역할을 하는 리코펜 성분이 있어 숙취

에도 효과가 있지만 술을 마실 때 안주로 먹어도 좋다.

숙취를 없애기 위해 땀을 빼러 사우나에 가는 이들이 있는데, 사실 알코올은 대부분 소변으로 배출되기 때문에 땀을 빼는 건 아무 소용이 없다. 안 그래도 알코올을 분해하느라 몸의 수분을 죄다 끌어 쓴 상태에서 무리하게 땀을 빼다가는 탈수 증상으로 쓰러질 수도 있다. 또 술을 마시고 나면 알코올이 해독되는 과정에서 젖산이라는 물질이 나오는데, 젖산이 쌓이면 근육통을 느끼게 된다. 이럴 때는 유산소 운동이나 마사지로 가볍게 몸을 풀어주는 게 좋다.

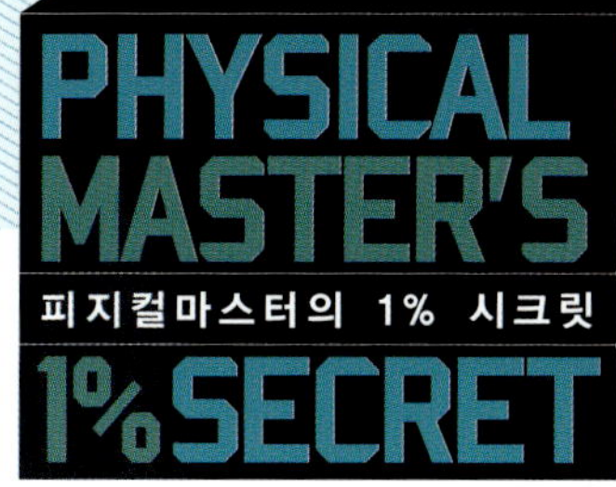

많은 사람들이 술을 마실 때 걱정하는 것 중 하나가 바로 칼로리다. 살 찌는 게 걱정돼서 배가 쉽게 부르는 맥주보다 소주를 선호하는 이들이 있는데, 이는 잘못된 생각이다. 알코올 도수가 높을수록 칼로리가 더 높다. 맥주는 500cc 한 잔이 200kcal이고 소주는 한 잔에 70kcal이다. 술을 마셔서 살이 찌는 건 사실 안주 때문인 경우가 많다. 술을 마시면 우리 몸은 독성 물질부터 없애기 위해 지방 태우는 걸 잠시 멈추고 알코올부터 태워서 내보내게 된다. 즉 알코올은 빨리 소모되어버리지만 대신 술과 함께 먹는 안주의 칼로리가 그대로 몸에 남아 쌓인다. 간혹 술의 칼로리가 몸에 쌓이지 않는다고 해서 술 다이어트를 하는 이들도 있는데, 술을 계속 마시게 되면 몸에서 지방이 타는 걸 막는 호르몬인 '코티졸^{cortisol}'이 많이 나와 아예 살이 더 잘 찌는 체질로 바뀔 수 있다.

과도하게 술을 먹으면 근육이 빠지게 된다. 알콜대사가 과도하게 일어나면 산화 환원 평형이 깨지면서 프리라디칼^{free radical}이 많이 발생해 단백질을 빠른 속도로 산화시켜 단백 동화 합성과정을 방해한다. 술을 마시기 전에 단백질 보충하려고 약을 먹어도 크게 도움이 안 된다. 특히 맥주처럼 효모가 들어간 술은 근육을 만드는 데 방해가 된다.

하지만 모든 술이 다 그런 건 아니다. 놀랍게도 근육을 키워주는 술이 있다. 바로 화이트 와인이다. 물론 마시기만 한다고 무조건 근육이 커지는 건 아니지만 화이트 와인을 마시면 순간적으로 근육 펌핑 효과가 좋아진다. 일종의 근육 강화제 역할을 하는 셈이다. 이는 화이트 와인에 들어 있는 '티로솔'이라는 성분 때문인데, 순간적으로 혈관을 넓혀 몸에 피가 많이 돌 수 있게 만든다. 특히 운동하기 10분 전에 마셔두면 근육이 커지는 효과를 뚜렷하게 볼 수 있다. 하지만 몸에 알코올 양이 많으면 오히려 근육을 빠지게 할 수 있으므로 150밀리리터 정도가 적당하다.

소주는 3잔, 맥주는 4잔, 와인은 2잔까지의 3:4:2의 법칙만 지킨다면 간에 무리가 가지 않을 것이다. 음주로 간이 지쳐 있는 절대남자를 위해 혈액순환을 도와 보다 빨리 간을 회복시킬 수 있는 해독 스트레칭을 소개한다.

지친 간을 위한 해독 스트레칭

1. 다리를 어깨너비로 벌리고 서서 양팔을 최대한 펴준다.
2. 술기운을 내뱉듯이 숨을 크게 들이쉬고 내쉬면서 몸을 왼쪽으로 돌린다.
   최대한 몸을 늘려준다는 기분으로 쭉 펴준다.
3. 반대쪽도 같은 방법으로 실시한다.

술은 적당히 마시는 게 건강을 위해 가장 좋다. 하지만 사회생활을 하다 보면 적당히 마시는 게 말처럼 쉽지 않다. 술자리에서 실수를 하지 않으려면 강한 체력과 정신력으로 버텨야 한다. 그때 도움이 될만한 운동법을 소개한다.

술자리에서 살아남는 강철 체력을 가지려면 어느 한 가지 힘이나 한 가지 부위만 집중적으로 운동하는 것은 안 좋다. 유산소성 근력 운동을 통해 몸의 대근육을 단련하고 늘려야 체력도 좋아지고 숙취해소에도 도움이 된다. 근육은 70% 이상이 수분으로 이루어져 있어 근육량이 많다면, 해독작용에 유리하다. 우리의 몸 전신을 다양하게 활용할 수 있는 히어로즈 운동법으로 술자리에서 끝까지 살아남는 영웅이 되어보자. 히어로즈 운동법은 재치 있는 이름처럼 히어로 특유의 동작과 운동 동작을 결합한 운동법이다. 하늘을 나는 슈퍼맨의 모습에서 영감을 받아 만든 슈퍼맨 돌격 런지에서부터 벽을 타고 다니는 스파이더맨의 모습에서 착안한 스파이더맨 프리즈까지. 지루하지 않고, 즐기면서 운동을 할 수 있다.

슈퍼맨
돌격 런지

난이도 | 중

운동 효과 복부와 척추 주변 근육, 다리 근육과 상체 근육까지 전
신 근육을 골고루 발달시켜준다.

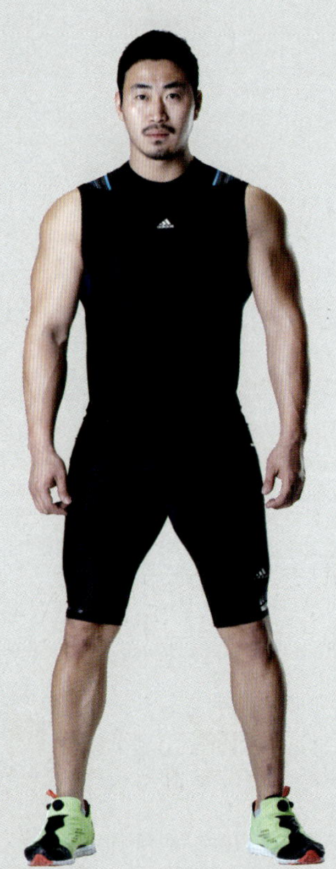

1 다리를 어깨너비로 벌리고 선다.

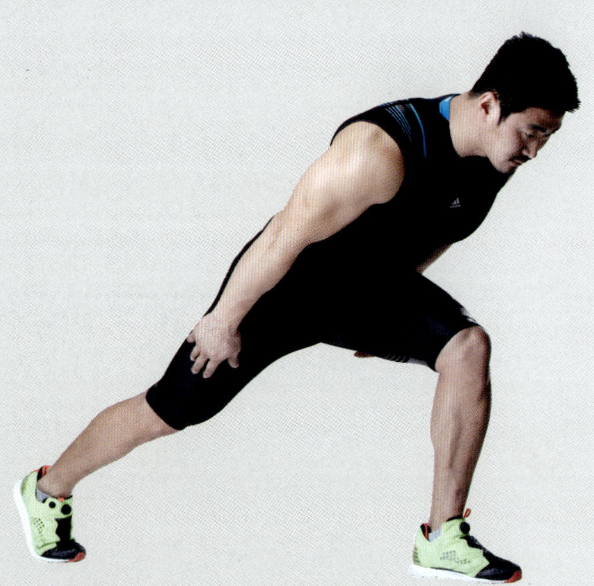

2 다리를 크게 앞으로 내딛고, 뒷다리는
펴는 런지 자세를 취한다. 이때 팔은
몸에 밀착시킨다.

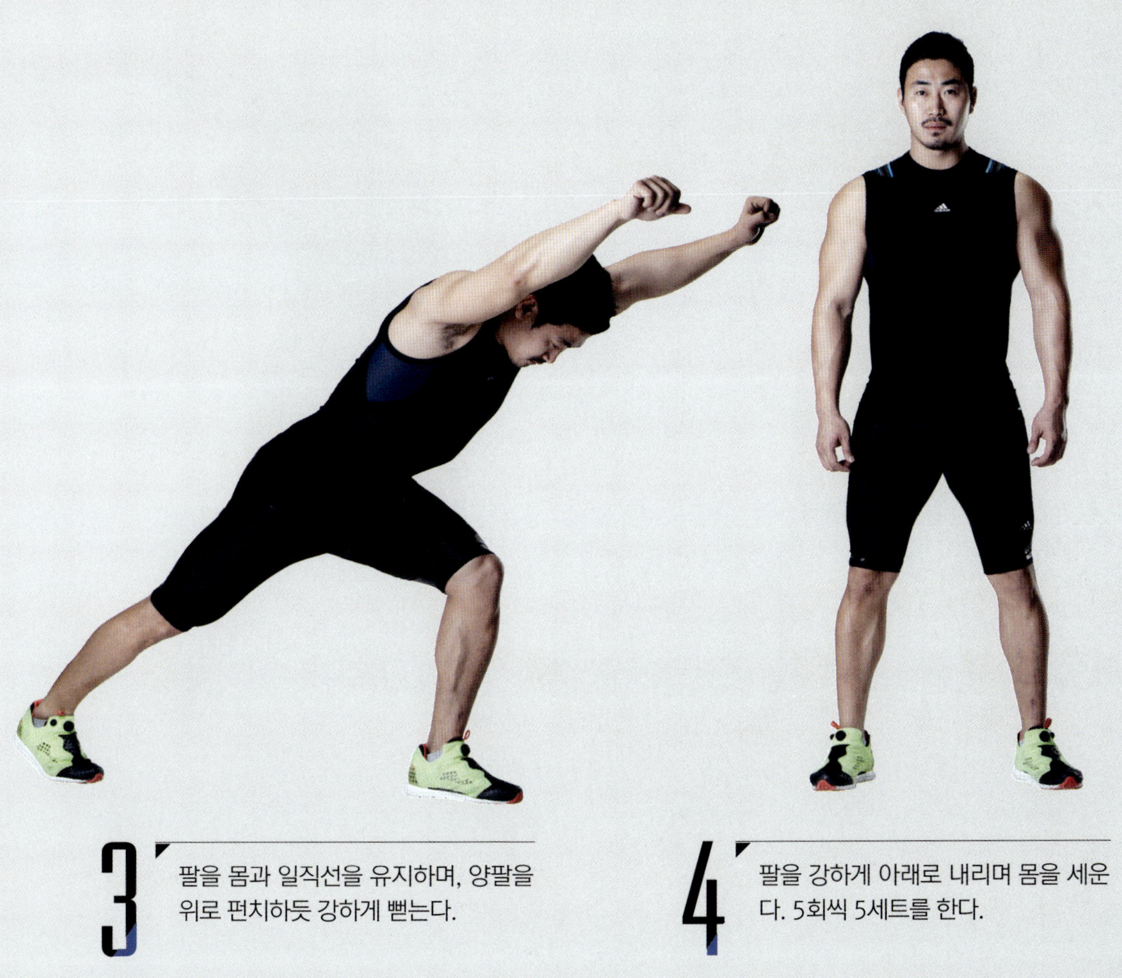

3 팔을 몸과 일직선을 유지하며, 양팔을
위로 펀치하듯 강하게 뻗는다.

4 팔을 강하게 아래로 내리며 몸을 세운
다. 5회씩 5세트를 한다.

토르 슬램

난이도 | 중

운동 효과 반원을 그리는 동작에서 허리근육 강화, 손을 내리치는 동작에서 복근이 강화되는 운동법이다. 덤벨을 들고 하면 더 큰 효과를 볼 수 있다.

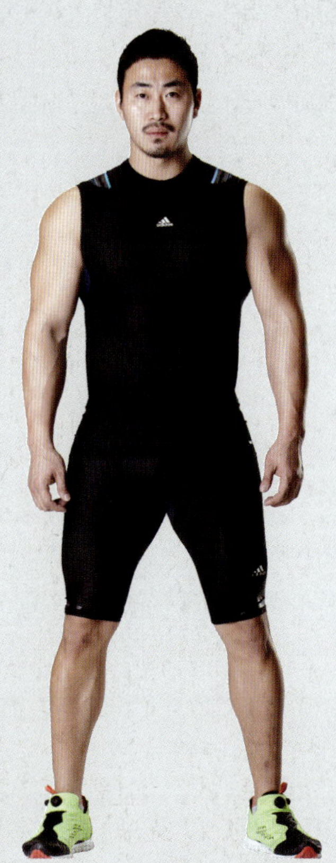

1 다리를 어깨너비 1.5배로 벌린다.

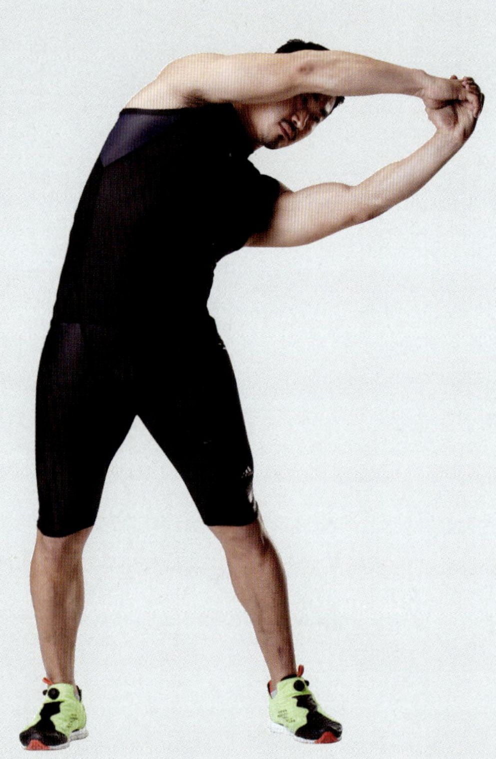

2 양손을 왼쪽으로 반원을 그리며 올린다.

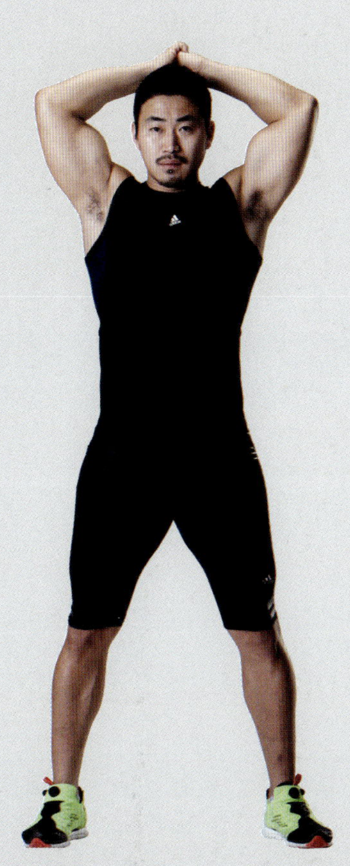

3 복부에 힘을 주고 양손을 머리 위에서 아래로 내리친다.

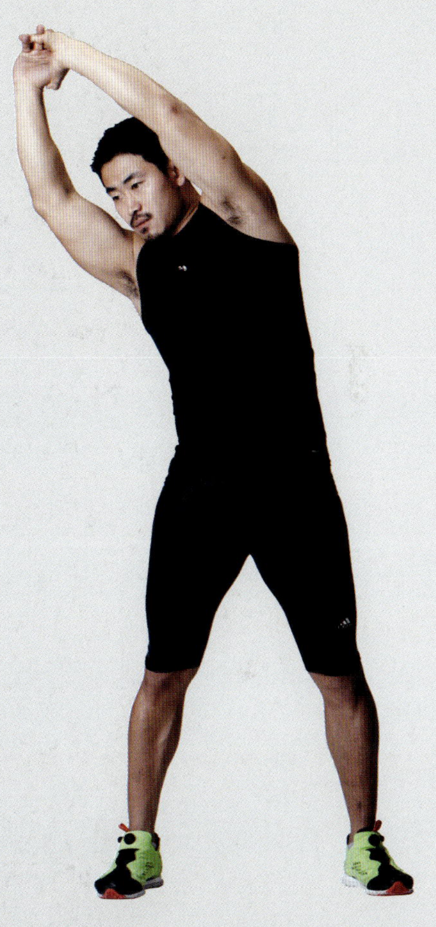

4 반대쪽도 반복한다. 12회씩 5세트 실시한다.

스파이더맨 프리즈

난이도 | 상

운동 효과 등과 복근, 허벅지, 팔까지 강화시키는 전신 운동법이
다. 다리를 들어 올려 뻗으면 운동 강도를 높일 수 있다.

1 푸시업 자세를 취한다.

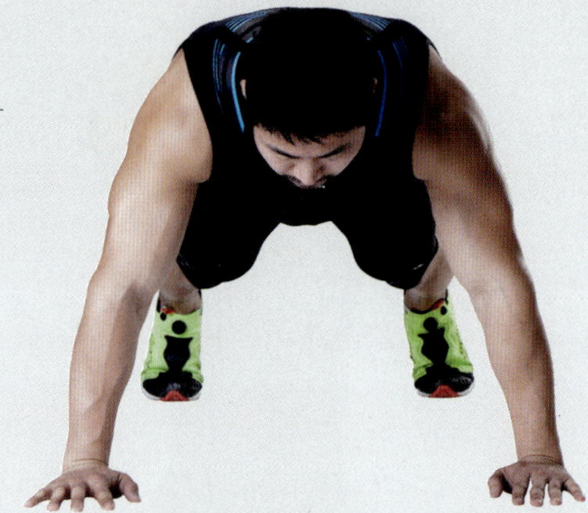

2 몸을 돌리면서 오른쪽 다리와 왼쪽 팔
을 뻗는다. 이때 손은 몸 쪽으로 당긴
다.

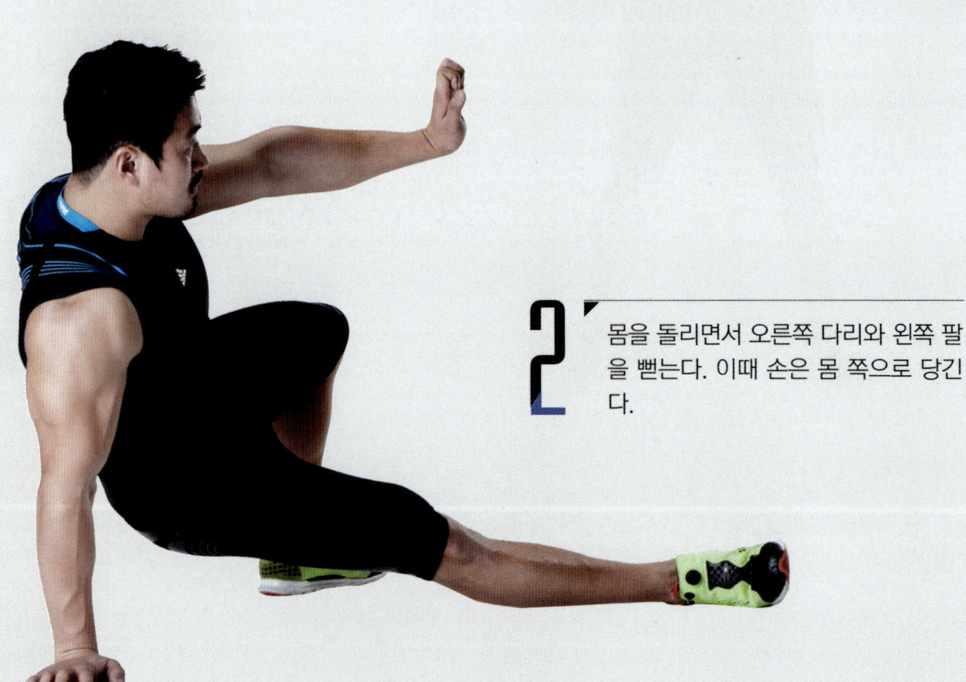

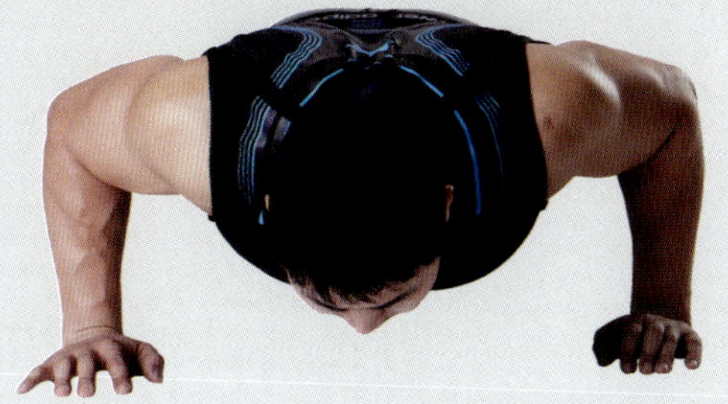

3 1번 자세로 돌아와 푸시업을 실시한다.

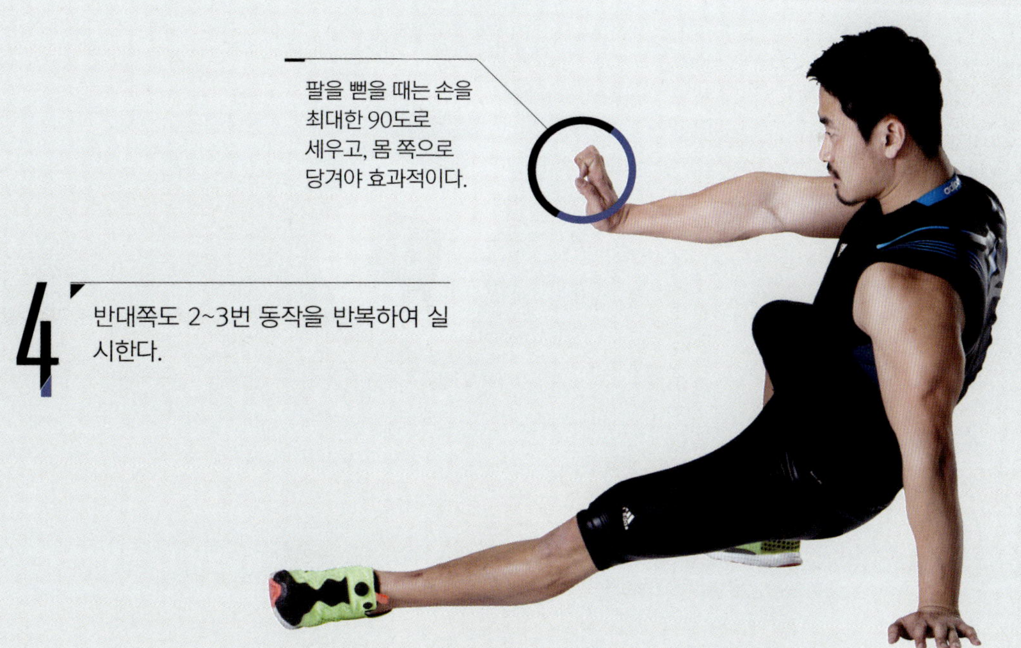

4 반대쪽도 2~3번 동작을 반복하여 실시한다.

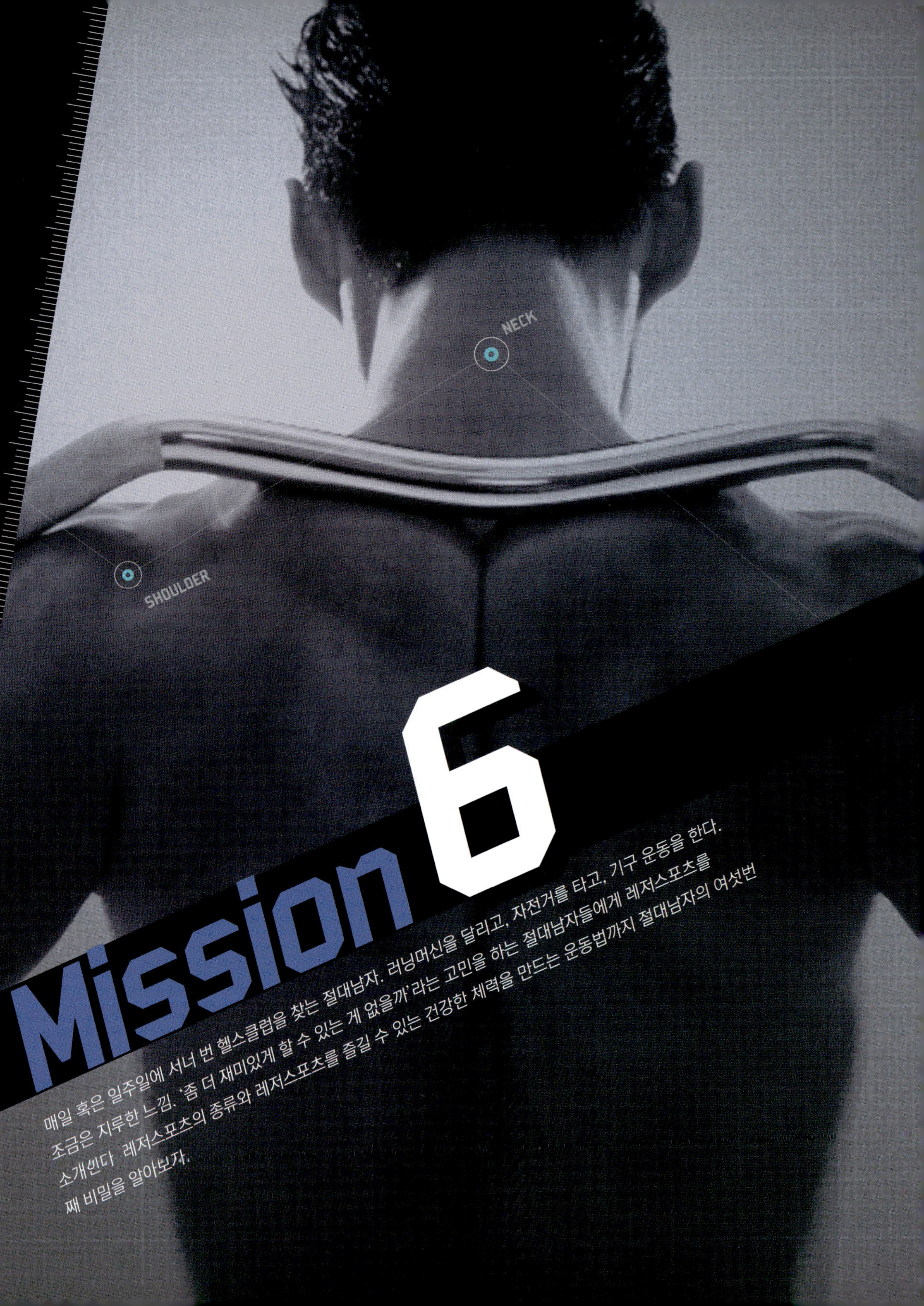

Mission 6

매일 혹은 일주일에 서너 번 헬스클럽을 찾는 절대남자. 러닝머신을 달리고, 자전거를 타고, 기구 운동을 한다.
조금은 지루한 느낌. '좀 더 재미있게 할 수 있는 게 없을까' 라는 고민을 하는 절대남자들에게 레저스포츠를
소개빈다 레저스포츠의 종류와 레저스포츠를 즐길 수 있는 건강한 체력을 만드는 운동법까지 절대남자의 여섯번
째 비밀을 알아보자.

절대남자의 비밀,
레저스포츠를 즐겨라!
WRIST
ELBOW

헬스클럽은 가기 싫어해도 레저스포츠를 좋아하는 이들이 있다. 실내 운동은 규칙적으로 해내야 하는 훈련이 될 때가 있지만 레저스포츠는 여가를 즐기는 것으로 여겨지기 때문일 것이다. 레저스포츠는 헬스클럽에서 하는 운동과는 또 다른 아주 특별한 효과가 있다. 그렇다고 야외 운동이 무조건 더 좋다는 뜻은 아니다. 둘 다 각자의 확실한 장점을 가지고 있다.

웨이트트레이닝은 몸의 각 부위를 기능적으로 발달시키고 보기 좋은 건강한 몸을 만드는 데 필수적인 운동으로, 날씨나 기온 등에 구애받지 않고 운동 강도를 자신에게 맞추어 운동할 수 있다는 장점이 있다. 반면 레저스포츠는 바람의 저항이 크고 칼로리를 더 많이 소모시키기 때문에 심폐지구력을 높이는 데 아주 효과적이다. 예컨대 러닝머신을 뛸 때는 옆에 있는 레일을 잡고 달리는 경우가 많아 그만큼 상체 운동이 적어지므로 야외에서 하는 운동보다 에너지 소비가 적은 것이 사실이다. 하지만 야외는 아무래도 도로 사정이 열악하거나 운동량이 많아져 발바닥과 발가락, 무릎 관절에 가해지는 부담이 커질 수밖에 없으므로 편리하고 안전을 고려한 운동을 해야 하는 사람이라면 러닝머신이 더 효과적이다.

그러나 무엇보다 레저스포츠의 좋은 점은 그것이 인간의 본성에 가장 잘 맞는 운동이라는 점이다. 현재 우리 몸의 유전자를 선사시대 사람들과 비교해보면 거의 달라진 게 없다고 한다. 즉 자연 속에서 뛰고 달리고 바다를 헤엄치며 살았던 원시인의 생활 방식이 현대인에게도 유효하다는 것이다. 사실 웨이트트레이닝은 현대 사회에 들어오면서 야외에서 할 수 있는 운동들을 보다 과학적이고 체계적으로 만들어놓은 것이니, 결국 레저스포츠를 하게 되면 웨이트트레이닝의 효과도 얻고 원초적인 쾌감도 맛볼 수 있다.

레저스포츠는 일관되고 안정된 조건 속에서 움직이는 실내 운동과 달리 환경의 변수가 많다. 때문에 몸이 예기치 못한 변화를 겪을 수 있음을 잊지 말아야 한다. 특히 가장 조심해야 하는 증상은 바로 저체온증이다. 저체온증은 추운 날씨일 때만 걸리는 병이 아니다. 아무리 더운 여름이라도 피부 온도가 급격히 내려가게 되면 저체온증이 올 수 있다. 예컨대 찬물에서 운동을 하면 물속의 대류 현상으로 물이 와류를 일으키면서 몸의 열기를 뺏어 가는데, 그러면 몸에서 열 생산량이 증가하면서 산소 소모량이 덩달아 증가하게 된다. 그 결과 폐도 가쁘게 숨을 쉬어야 한다. 온도가 내려갈수록 점점 숨이 차고 사고력이 떨어지면서 다른 운동 능력까지 함께 떨어지다 자칫 사망으로까지 이어질 수도 있다. 즉 우리 몸의 정상 체온인 36.5도에서 1.5도만 내려가도 몸이 심하게 떨리고 33도까지 떨어지면 근육이 경직되며 체온이 더 내려가면 의식이 흐려지고 맥락이 느려지다가 28도에 이르면 결국 심장 기능이 정지되는 것이다.

37.5	정상
36	추위를 조금 느끼는 정도
35	추위를 많이 느끼는 정도 → **저체온증 초기 증상**
33	근육 강직
31	의식 저하 → **저체온증 심한 증상**
29	맥박과 호흡이 느려짐
28	심장 정지, 사망

❱ 온도에 따른 저체온증 변화

레저스포츠를 즐기다 예상치 못하게 몸의 온도가 떨어질 때는 '배꼽 인사'를 하면 된다. 즉 허리를 숙여 인사하는 동작을 열 번 반복하는 것이다. 이는 배와 등 근육이 골고루 움직일 수 있는 가장 기본적인 동작으로, 허리와 배를 지속적으로 접었다 펴면 위장과 대장 등의 소화 기관들의 운동이 활발해지면서 신체 내부의 온도가 전체적으로 상승하게 된다. 가장 빠른 시간 안에 몸을 골고루 덥힐 수 있는 동작인 것이다.

순식간에 몸의 온도를 높인다고 에너지 소모량이 많은 격렬한 운동을 하는 건 좋지 않다. 단시간에 땀이 많이 날 수 있기 때문에 몸의 열을 더욱 빼앗기게 된다. 차라리 겨드랑이에 손을 끼우는 게 낫다. 겨드랑이는 동맥과 정맥이 심장에서 가장 가깝게 지나가는 부위라 피부 조직이 얇기 때문에 열이 빨리 빠져나가게 되므로, 레저스포츠를 즐기다 춥다는 느낌이 들면 겨드랑이를 꼭 껴안는 동작으로 체온을 보충할 수 있다. 또 머리와 목으로도 많은 열이 빠져나가므로 그 부위를 감싸는 것도 좋은 방법이다.

레저스포츠에 있어 아무리 강조해도 모자란 것이 바로 충분한 수분 보충이다.

에너지를 많이 소모하는 운동이라 땀을 많이 흘리기 때문이다. 하지만 물을 너무 많이 마셔도 위험할 수 있다. 실제로 미국에서 물 많이 마시기 대회에 참여한 한 여성이 단시간에 7.5리터를 마시고 사망한 일이 있다. 이를 '물 중독'이라고 하는데, 염분이 들어 있지 않은 물을 많이 먹으면 혈액이 희석되어 세포와 혈액의 농도를 맞추기 위해 세포에 수분이 침투하게 되고 나중에는 뇌세포에까지 침투하여 두통과 구토가 일어나고 심하게는 사망에 이를 수도 있다. 평소에는 그렇게까지 물을 많이 마시진 않지만 레저스포츠를 즐길 때는 날씨와 몸의 상황을 잘 모르고 물을 많이 마시게 되는 경우가 종종 생기기 때문에 위험해지는 것이다. 적당량은 한두 시간에 한 잔 정도이고 한 시간에 1리터를 넘지 않아야 하며, 격렬한 운동을 했을 때는 이온음료와 같은 전해질이 포함된 음료를 먹는 것이 좋다.

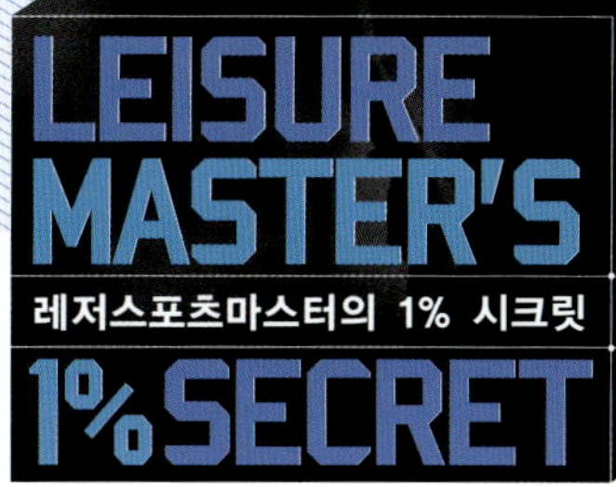

레저스포츠는 즐거움과 건강, 두 마리 토끼를 한 번에 잡을 수 있는 취미 생활이 될 수 있다. 최근 가장 인기 있는 레저스포츠이자 강인한 체력을 만드는 데 가장 효과적인 레저스포츠로 클라이밍과 웨이크보드, 트레일 러닝을 꼽을 수 있다.

전신운동이 가능한 레저스포츠, 클라이밍

클라이밍은 칼로리 소모가 아주 많아 다이어트 운동으로도 잘 알려져 있다. 실제로 다이어트에 가장 좋다고 알려진 빨리 걷기는 30분에 150kcal가 소모되는데 클라이밍은 300kcal가 소모된다. 하지만 무엇보다 클라이밍의 장점은 전신 운동이라는 점이다. 클라이밍을 하는 자세를 보면 이동할 때 암벽에 바싹 붙은 채 움직이게 되는데, 그러려면 팔 힘보다는 몸의 중심부 코어가 바로 잡혀야만 떨어지지 않고 버틸 수 있는 데다 하체까지 단단하게 고정시켜줘야 하므로 몸 전체가 운동되는 것이다. 또 클라이밍의 동작들 자체가 섬세한 움직임을 필요로 하기 때문에 웨이트트레이닝에서 발달시키기 어려운 잔근육들을 키우는 효과도 있다.

그렇다면 클라이밍의 기본 동작들에는 어떤 것들이 있고 그것의 효과는 무엇인지 알아보자. 먼저 구름다리의 바를 잡고 하는 풀업 동작이 있는데, 이는 올라가는 동작의 기초라고 할 수 있다. 이때 쓰이는 근육들은 바위를 잡으며 올라갈 때 쓰는 근육과 비슷하다. 좀 더 큰 효과를 위해 반동을 주거나 배치기를 하면서 풀업 동작을 하는 경우가 있는데 클라이밍 훈련을 할 때는 등을 펴고 무반동 동작으로 정확하게 올라가는 게 좋다. 이 같은 풀업 동작은 헬스클럽에서도 가능하지만 실전으로 들어가 바위에 매달리게 되면 사용되는 근육의 폭이 달라진다. 즉 바위에서는 일직선으로 움직이는 게 아니라 다양한 위치에 손을 뻗고 다양한 지형에 적응하면서 여러 가지 형태로 턱걸이나 매달리기 자세가 생겨나기 때문에 일반적인 풀업으로 발달되는 등 근육과 팔뚝 근육은 물론 그 주변의 수많은 잔 근육들이 동시에 발달될 수 있다.

클라이밍의 기본 동작들은 근처의 운동장에서도 할 수 있다. 구름다리를 이용하면 된다. 구름다리에서 할 수 있는 응용 동작으로는 ILV 자세가 있다. 팔로 I-L-V 모양을 만든다고 생각하면 된다. I자로 매달리는 동작은 암벽을 올라가면서 잠시 숨을 고를 때 사용하는 자세로, 상체의 힘을 길러주고 손과 어깨 힘은 물론 허리나 등 근육까지 동시에 자극된다. 팔을 L자로 꺾어 매달리는 동작은 암벽에서 이동할 때 필요한 자세로, 손목 바로 위인 전완근에 힘이 많이 들어간다. 마지막으로 팔을 V자로 만드는 동작은 암벽을 딛고 올라설 때의 자세로, 팔에서 어깨까지 힘이 들어가기 때문에 어깨 운동에 좋다. 요컨대 클라이밍에서의 매달리기

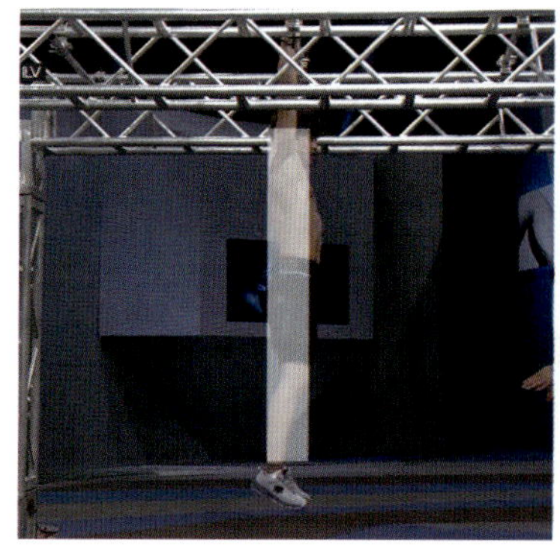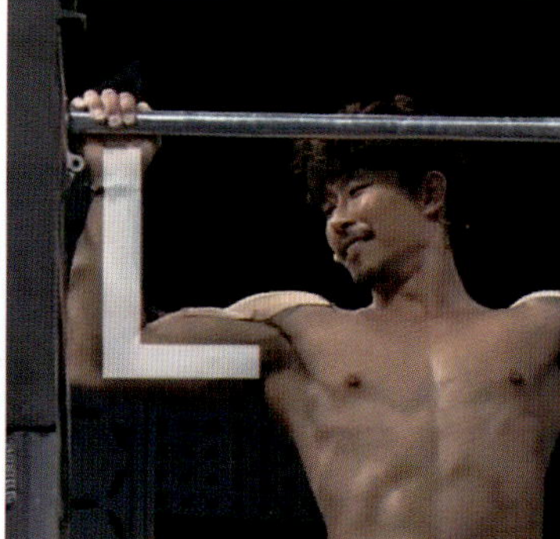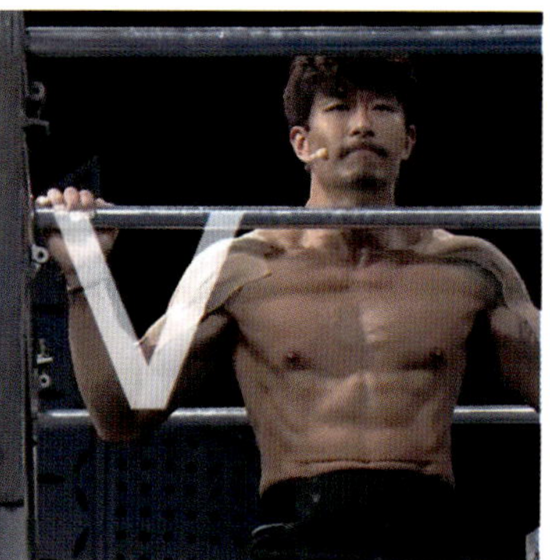

❯ 클레이밍의 기본 동작 ILV 자세

는 단순히 오래 매달리는 것이 중요한 게 아니라 상체의 힘을 골고루 구석구석 쓰는 게 중요하다. 실제로 클라이밍을 하지 않더라도 평소 이 동작을 꾸준히 하게 되면 일반적인 풀업 동작과는 다른 효과를 볼 수 있을 것이다.

클라이밍을 할 때 가장 중요하게 사용되는 근육은 바로 L 동작에서 주로 쓰이는 전완근으로, 이 근육이 발달되면 강인함의 상징인 굵고 건강한 팔뚝을 가질 수 있다. 이 전완근을 집중적으로 발달시키고 싶다면 평소 주먹을 쥐었다 폈다 하는 동작을 하면 된다.

무적 전완근 운동법

1. 양팔을 앞으로 내밀고 주먹을 쥐었다 폈다 하는 동작은 10회 실시한다.
   이때 손끝이 손바닥을 끝까지 눌러줘야 한다.
2. 주먹을 쥐었다 폈다 하며 양팔을 옆으로 돌린다. 이 동작을 10회 실시한다.
3. 테니스공을 꽉 쥔 채, 주먹을 쥐었다 폈다 하며 양팔을 옆으로 돌린다. 10회 반복한다.

한 시간에 200kcal가 소모되는 웨이크보드는 여름철에 가장 인기 있는 레저스포츠로, 보트에 매달리는 동작과 버티는 힘이 웨이크보드가 주는 운동 효과의 핵심이다. 하지만 초능력자가 아닌 이상 물 위를 달리기 위해서는 동력이 필요하므로 보트에 매달려야 하는데, 바로 이 버티는 힘과 동작이 웨이크보드가 주는 운동 효과의 핵심이다. 버티는 데에는 팔 힘도 필요하지만 복부의 힘과 하체의 근력이 받쳐줘야 웨이크보드를 제대로 탈 수 없다.

웨이크보드의 기본 동작은 구부려 앉아 있다가 제대로 일어서는 것이다. 도중에 중심이 흔들리면 몸이 기울어지면서 제대로 뜨지 못하거나 가라앉게 된다. 때문에 흔들리지 않고 중심을 바로 세우는 능력이 좋으면 웨이크보드를 잘 탈 수 있는 재능을 가지고 있는 셈이다.

평소 운동을 할 때 몸의 중심을 잡는 게 어렵다면 '비대칭 운동'을 하면 좋다. 대칭이 아닌 비대칭 운동을 해야 하는 이유는 일부러 중심을 무너뜨려 균형을 잡는 훈련을 통해 평소 쓰지 않는 근육들을 구석구석 발달시켜 어떤 상황에서도 중심을 잡을 수 있도록 하기 위해서다. 이는 미국의 특수부대인 델타포스 특전사들이 실제로 몸의 중심을 잡을 때 하는 운동법으로, 꾸준히 하게 되면 그들 못지않은 강인한 체력과 밸런스 능력을 갖출 수 있다.

<h2 style="text-align:center">비대칭 푸시업</h2>

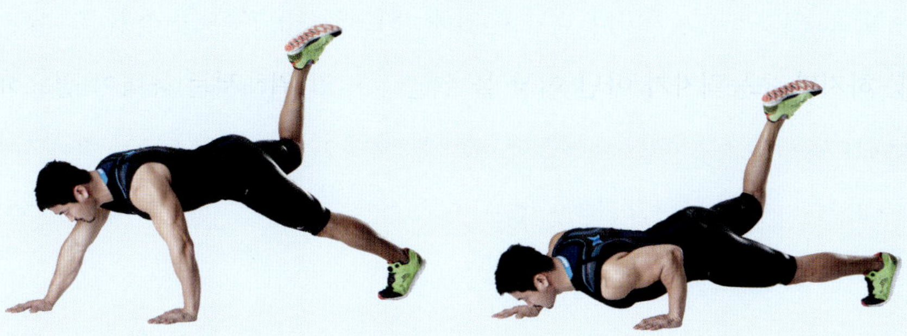

1. 기존의 푸시업 자세에서 오른손은 앞으로 내밀고 왼손은 밑을 짚는다.
2. 오른쪽 다리를 위로 들어서 몸을 전갈자세로 만든다.
3. 그 상태에서 푸시업을 한다.
4. 반대쪽도 같은 방법으로 각각 5회씩 실시한다.

<h2 style="text-align:center">비대칭 활자세</h2>

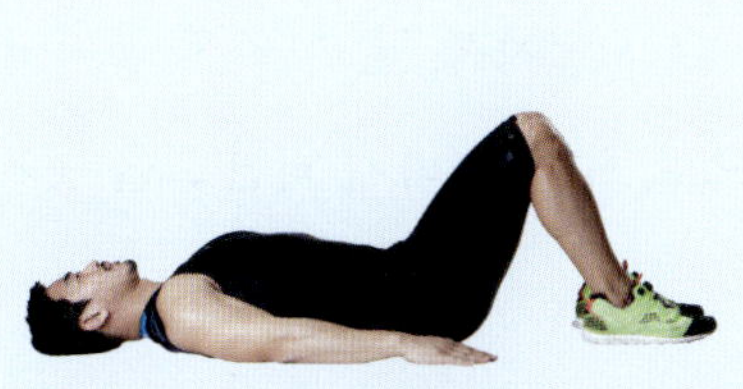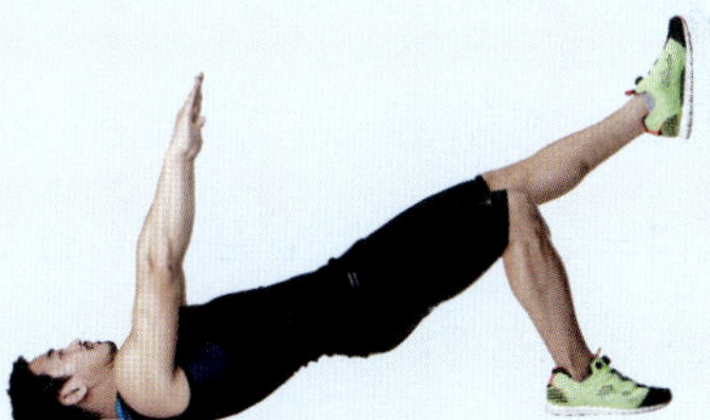

1. 발바닥을 대고 누워서 허리를 드는 활자세를 취한다.
2. 팔을 앞으로 쭉 뻗고 한쪽 다리씩 위를 향해 올린다.
3. 각각 10초씩 버티는 동작을 5회 실시한다.

수상스포츠보다 중독성이 좀 더 있는 운동은 바로 러닝이다. 러닝 인구가 늘어나면서 대회도 많아져 지역마다 러닝을 위해 새로이 도로 정비를 하고 있는 태세다. 하지만 달리는 인구가 많은 만큼 부상자가 많이 생기는 운동이기도 하다. 부상을 방지하고자 달리기 전에 스트레칭을 하는데 지나친 스트레칭으로 근육이 너무 많이 이완되면 오히려 부상을 부르기도 한다. 스트레칭은 최대 15분을 넘기지 않는 게 좋고 한 동작당 15초 정도만 해주면 된다.

스트레칭을 마쳤다면 이제 잘 뛰기만 하면 된다. 물론 평소 꾸준히 달리는 훈련을 해야 잘 뛸 수 있지만 한계에 다다랐을 때 한 번 더 기록을 갱신할 수 있는 방법이 있다. 비밀은 바로 고무줄에 있다. 고무줄을 발목과 발가락을 8자로 이어 감으면 인대의 힘이 강화되어 발과 지면의 탄력이 높아지면서 속도를 올릴 수 있다. 즉 고무줄로 인해 뼈와 뼈가 모아지면서 인대의 힘이 강해지는 것이다. 비슷한 이유로 테니스 선수나 볼링 선수 중에 팔목에 밴드를 감고 운동하는 경우가 많은데 바로 팔목의 힘을 극대화시키기 위해서다. 그러면 러닝을 할 때도 발목에만 밴드를 감으면 될 것 같지만 달리기는 발목뿐 아니라 발가락, 발바닥, 뒤꿈치까지 동시에 움직이는 운동이기 때문에 발가락과 발목까지 이어지는 인대를 강하게 만들어야 하는 것이다. 하지만 선수들의 경우에는 대회에서 고무줄을 감았다간 실격 처리가 되므로 평소 고무줄을 낀 것 같은 효과를 주는 트레이닝을 하는 것이 좋다.

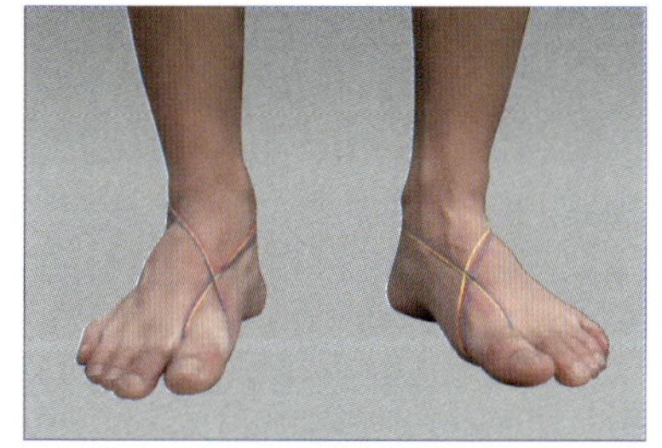

❯고무줄을 이용한 8자 사진

더욱 새로운 재미를 위해 두 개 이상의 분야를 결합해 하나의 레저스포츠로 즐기려는 이들은 러닝을 접목한 트레일러닝에 도전하기도 한다. 평지가 아닌 산길을 달리는 트레일러닝은 미국과 유럽의 호기심 많은 아마추어 산악인들과 러너들을 중심으로 유행하게 되었는데, 도심을 벗어나 다양한 지형을

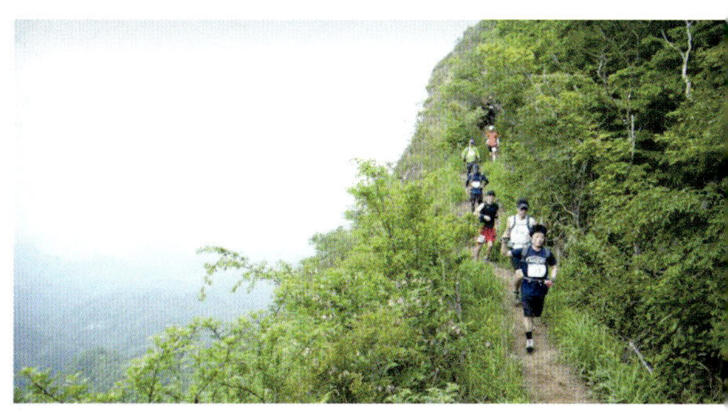

》 트레일 러닝

섭렵하는 운동이라 레저스포츠의 즐거움이 극대화된 형태라고 할 수 있다. 아무래도 일반 러닝보다는 안전을 좀 더 생각해야 한다는 문제가 있긴 하지만 산에서 뛰는 쾌감은 일반 도로에서는 맛볼 수 없는 감각이다. 물론 뛰는 게 힘들다면 걸어 올라가는 것만으로도 운동 효과가 크다. 남자들이 가장 많이 즐기는 레저스포츠가 등산인 이유는 바로 그 때문일 것이다.

운동이란 결국 산소를 연소시키는 동작인데, 공기를 마음껏 들이마시면서 체지방 연소 효과를 높일 수 있는 곳이 바로 산소가 가장 풍부한 산이기 때문이다. 더구나 등산이 머리를 좋게 만든다는 연구 결과도 있다. 울퉁불퉁한 산길을 다니면서 균형을 잡는 운동이 뇌의 전두엽을 자극하여 기억력 증진에 큰 도움을 준다는 것이다. 실제로 5분 동안 303자리의 숫자를 외운 미국 암기왕 대회 우승자가 자신의 기억력의 비법은 등산이라고 밝힌 바 있다.

등산을 할 때는 비싼 장비를 구비하는 것보다는 꼭 필요한 장비를 갖추는 게

중요하다. 특히 산에서는 돌변하는 날씨 때문에 저체온증에 걸릴 수도 있고 더운 날씨에 금방 지칠 수도 있으므로 땀 흡수가 잘 되는 기능성 옷을 입는 게 좋다. 또 산을 잘 타는 사람이라도 되도록 스틱을 사용하는 게 좋다. 체중을 분산시켜주는 역할을 하기 때문에 관절을 보호하고 안전한 산행을 할 수 있도록 도와준다. 특히 하산할 때는 더욱 그렇다. 등산을 즐기는 이들 중에는 등산 중에 물을 마시면 금방 지친다고 생각하는 이들이 있는데 이는 완전히 잘못된 정보다. 앞에서도 말했듯 물을 너무 많이 마시는 것도 안 좋지만 수분을 제때 공급하지 않으면 피로감도 커지고 체온 조절에도 문제가 생긴다.

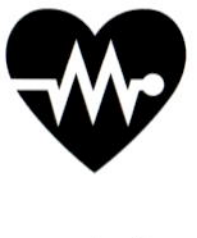 레저스포츠를 하기 위해서는 기본적인 트레이닝이 바탕이 되어야 한다. 기초가 부실하면 아무리 좋은 운동이라도 부상의 위험이 따르기 때문이다.

무엇보다 자신의 컨디션을 아는 게 급선무인데, 한 가지 동작만으로 몸 구석구석의 상태를 꼼꼼하게 점검할 수 있다. 바로 만세 동작을 하고 앉는 '오버헤드 스쿼트' 자세다. 이 동작에는 다양한 근육이 개입된다. 어깨 관절의 유연성과 견갑골 주위 근육의 수축 능력이 있어야 어깨가 안정되고, 손을 머리 위로 들어 올려 무게중심도 올라가게 되므로 중심을 잡는 근력도 필요하고, 골반이 틀어지지 않고 바르게 돼 있어야 하며, 하체 근력도 필요하다.

오버헤드 스쿼트 동작을 할 때 무릎이 후들거린다면 등 근육에 문제가 있다는 뜻이다. 등에서 엉덩이를 거쳐 무릎까지 이어지는 부위의 근육이 뭉쳐 있고 힘이 약하기 때문이다. 무릎이 심하게 떨린다면 등 근육이 매우 약한 상태라는 것인데

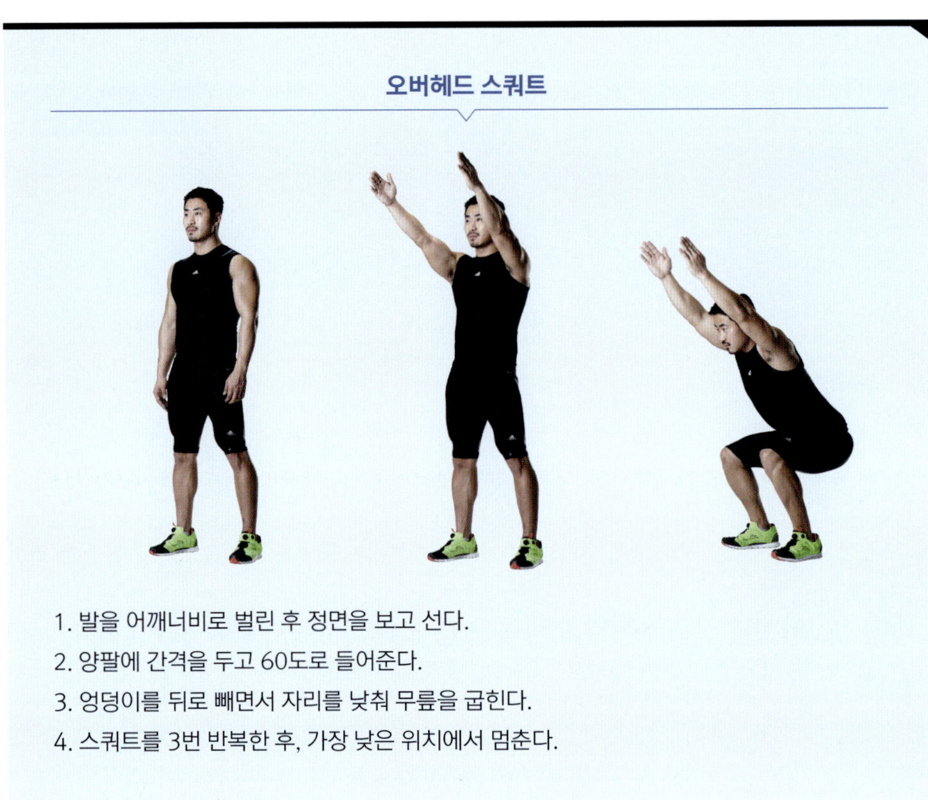

1. 발을 어깨너비로 벌린 후 정면을 보고 선다.
2. 양팔에 간격을 두고 60도로 들어준다.
3. 엉덩이를 뒤로 빼면서 자리를 낮춰 무릎을 굽힌다.
4. 스쿼트를 3번 반복한 후, 가장 낮은 위치에서 멈춘다.

이때 레저스포츠를 강행한다면 쉽게 비틀거려 크게 다칠 수도 있다. 또 등 아래쪽이 너무 휘었다면 하복근이 굳어 있다는 뜻이다. 레저스포츠에서는 복근의 힘이 중요한데, 몸의 중심을 잡아주는 하복근이 뭉쳐 있으면 심하게 흔들리고 자세를 잡기가 어렵다. 이때는 자세를 낮추면서 척추를 자연스럽고 부드럽게 구부리면 좀 더 유연해질 수 있다.

마지막으로 팔을 제대로 들지 못한다면 목과 어깨의 균형이 깨져 있는 상태라고 할 수 있다. 또한 특정 부위에 큰 문제가 없더라도 전체적으로 근육이 뭉쳐 있으면 레저스포츠를 즐기는 데 장애가 되기 쉽다. 이럴 때는 먼저 폼롤러를 이용한 '머슬 릴렉스 스트레칭'을 통해 뭉친 근육을 풀어주는 게 좋다. 폼롤러는 근육 이완을 도와주는 기구로 굳어 있는 근육 부위에 대고 지긋이 눌러주는 것만으로도 효과가 있지만, '머슬 릴렉스 스트레칭'을 병행하면 훨씬 빨리 근육을 풀어줄 수 있다. 이 동작은 레저스포츠를 하기 전 10분 정도 하면 되고 폼롤러가 없을 때는 1.5리터 페트병에 물을 채워 대체해도 된다.

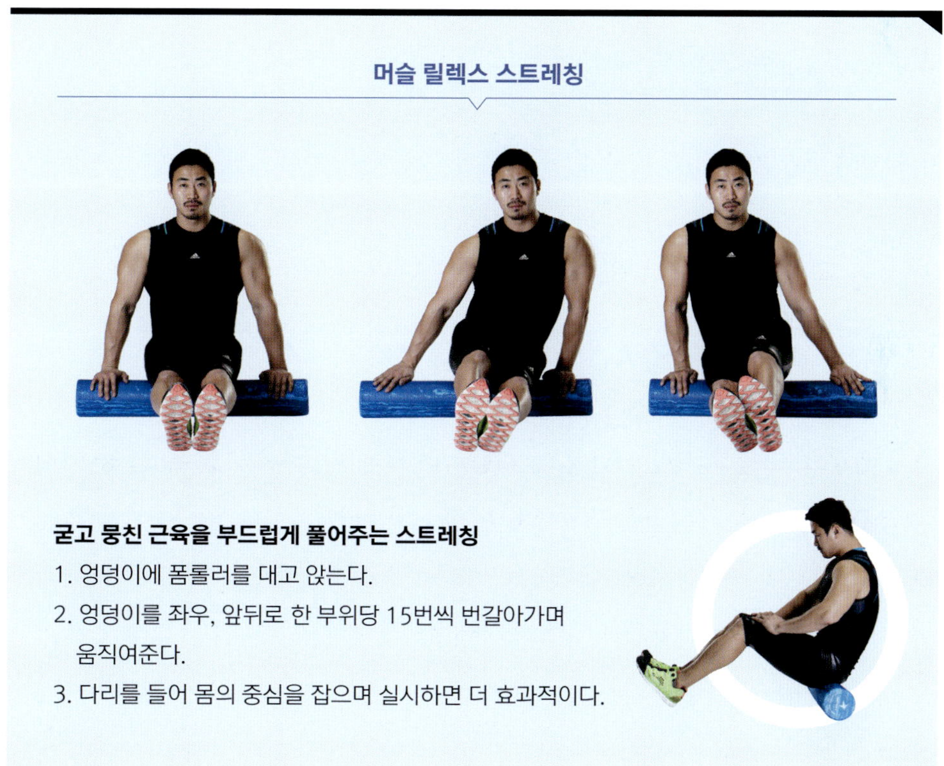

머슬 릴렉스 스트레칭

굳고 뭉친 근육을 부드럽게 풀어주는 스트레칭

1. 엉덩이에 폼롤러를 대고 앉는다.
2. 엉덩이를 좌우, 앞뒤로 한 부위당 15번씩 번갈아가며
   움직여준다.
3. 다리를 들어 몸의 중심을 잡으며 실시하면 더 효과적이다.

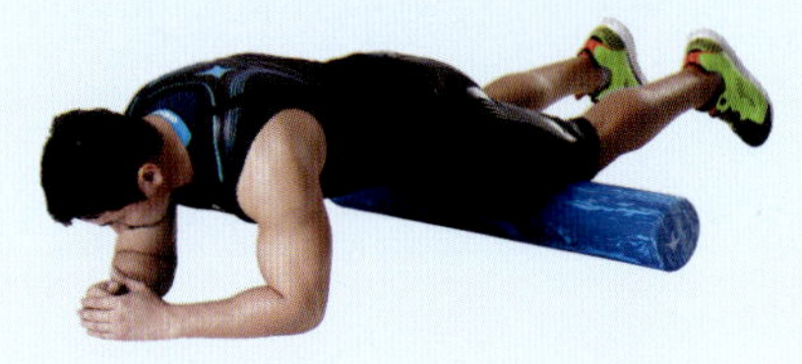

허벅지 통증 완화를 위한 스트레칭

1. 편안하게 엎드려서 허벅지 밑에 폼롤러를 넣는다.
2. 앞뒤로 움직여준다.
3. 강도를 높이고 싶을 때는 다리를 구부려준다.

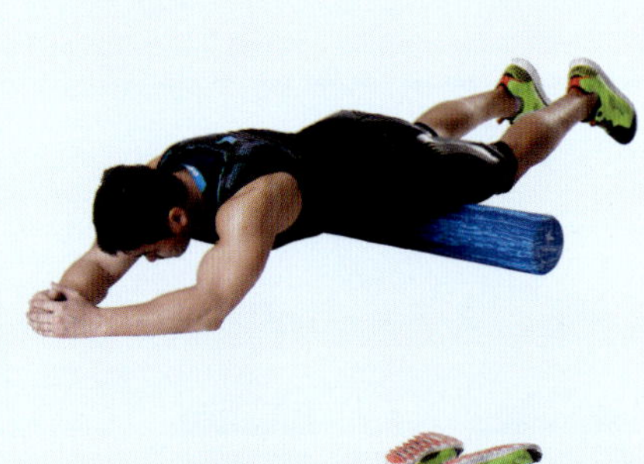

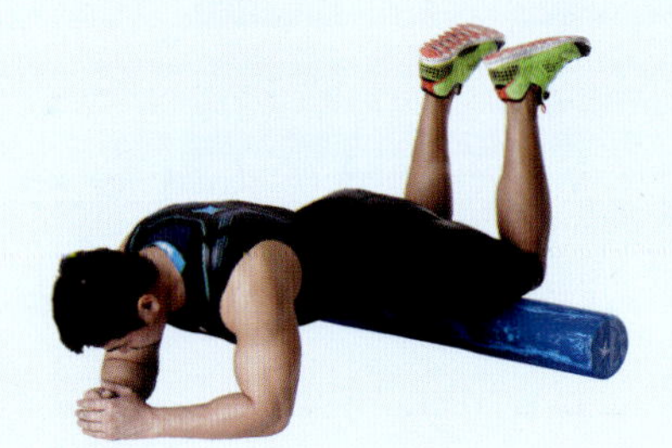

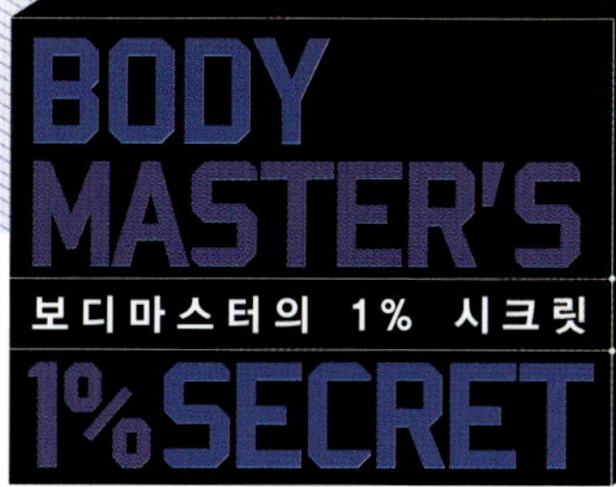

역동적인 레저스포츠는 생활의 큰 활력소가 될 수 있다. 평일에 지쳐 있던 몸과 마음을 레저스포츠를 통해 바꿀 수 있다. 그런데 사실 레저스포츠는 멋진 몸을 만들기에 더없이 좋은 운동이지만 매일 즐기기는 힘들다. 틈틈이 즐기는 레저스포츠의 효과를 높이려면 평상시에 몸을 잘 단련시켜놓는 게 중요한다. 또한 보다 더 즐겁게 즐기기 위해서라도 어느 정도의 체력이 뒷받침되어야 한다. 전신의 운동 능력을 향상시키고 레저스포츠에 필요한 근육을 단련하는 맞춤 운동법이 있다. 이름 하여 '강철 체력 운동법'이다. 이 운동은 덤벨을 사용하는데, 동작은 그리 어렵지 않기에 누구나 쉽게 따라할 수 있다. 강철 체력 운동법의 특징은 전체적인 몸의 균형감각을 키우고, 상·하체의 근력을 강화시킨다. 하루에 10분만 투자하여 이 운동을 하면 건강한 몸으로 변화할 수 있다.

붐 업 사이드 런지

난이도 | 하

운동 효과 덤벨을 들고 있는 어깨 전면부를 비롯하여 허벅지 전면부, 코어 근육의 강화를 돕는 운동법으로 운동 균형

1 다리를 어깨너비로 서서 덤벨을 양손으로 잡고 어깨 높이까지 올린다.

2 왼발을 옆으로 벌리고 오른쪽 무릎을 굽혀 체중을 싣는다.

다리를 굽힐 때, 골반이 옆으로 치우쳐지지 않도록 유지한다.

감각을 키우는 데 좋다. 동작이 어렵지 않고 스트레칭 효과도 있어서 레저스포츠 준비 운동으로 몸을 붐 업 시키기에 좋다.

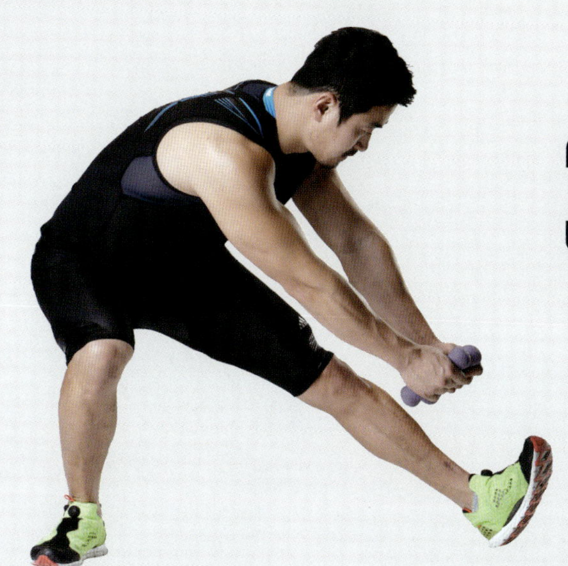

3 덤벨을 잡은 손을 왼쪽 다리로 뻗으며 몸을 돌린다.

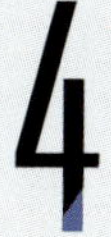 **4** 1번 동작으로 돌아가 반대쪽을 실시한다. 20회씩 총 3세트를 실행한다.

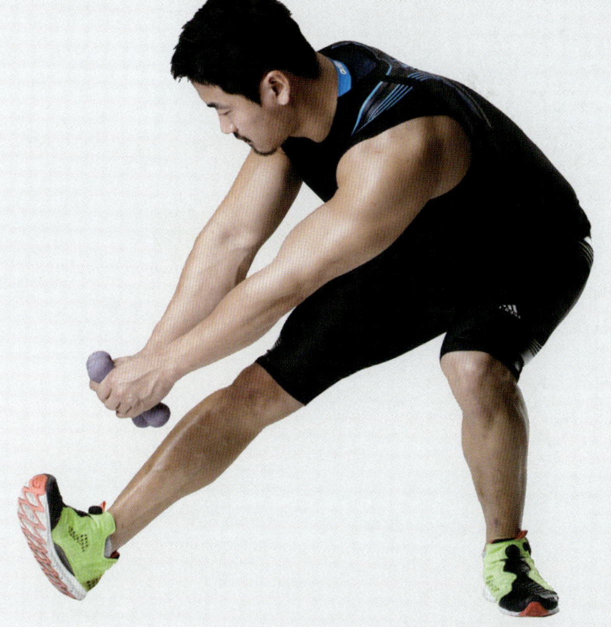

으라차차 스쿼트

난이도 | 중

운동 효과 다리를 모았다 벌렸다 하면서 스쿼트를 하는 운동법이
다. 다리를 모아줄 때는 허벅지 앞쪽에 자극을 주고, 다
리를 벌려 줄 때는 고관절 주변 근육을 강화하고, 허벅

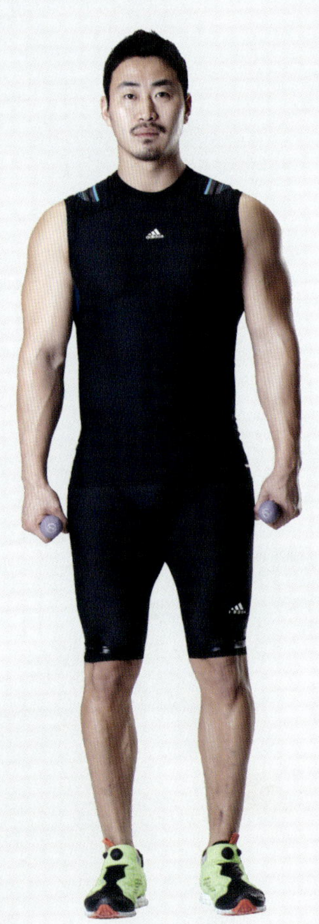

1
발을 모으고 서서 양손에 덤벨을 든다.

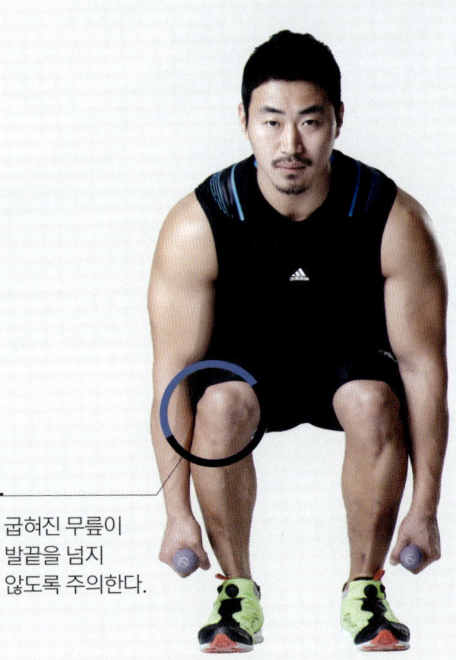

2
팔을 앞으로 내리고 엉덩이는 뒤로 빼
며 앉는다.

지 안쪽과 엉덩이의 자극을 극대화해주는 운동이다. 하체 힘을 키워서, 안정감 있게 레저스포츠를 즐길 수 있도록 해준다.

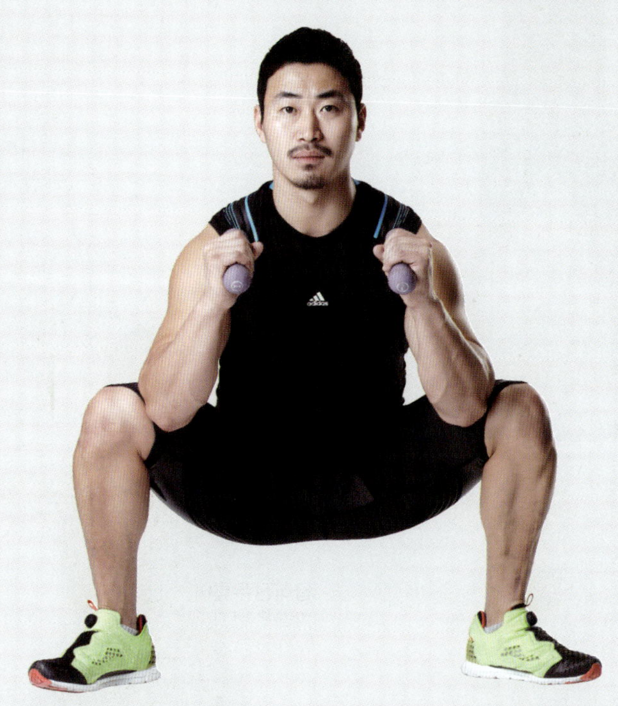

3 점프를 한 뒤, 다리를 벌려 스쿼트 자세를 취한다. 이때 팔은 앞으로 굽힌다. 20회 반복하고 총 3세트를 실행한다.

회오리 파워 런지

난이도 | 중

운동 효과 상체와 하체를 동시에 자극할 수 있는 운동법이다. 덤벨을 들고 어깨 측면을 자극하고, 한 발씩 움직이면서

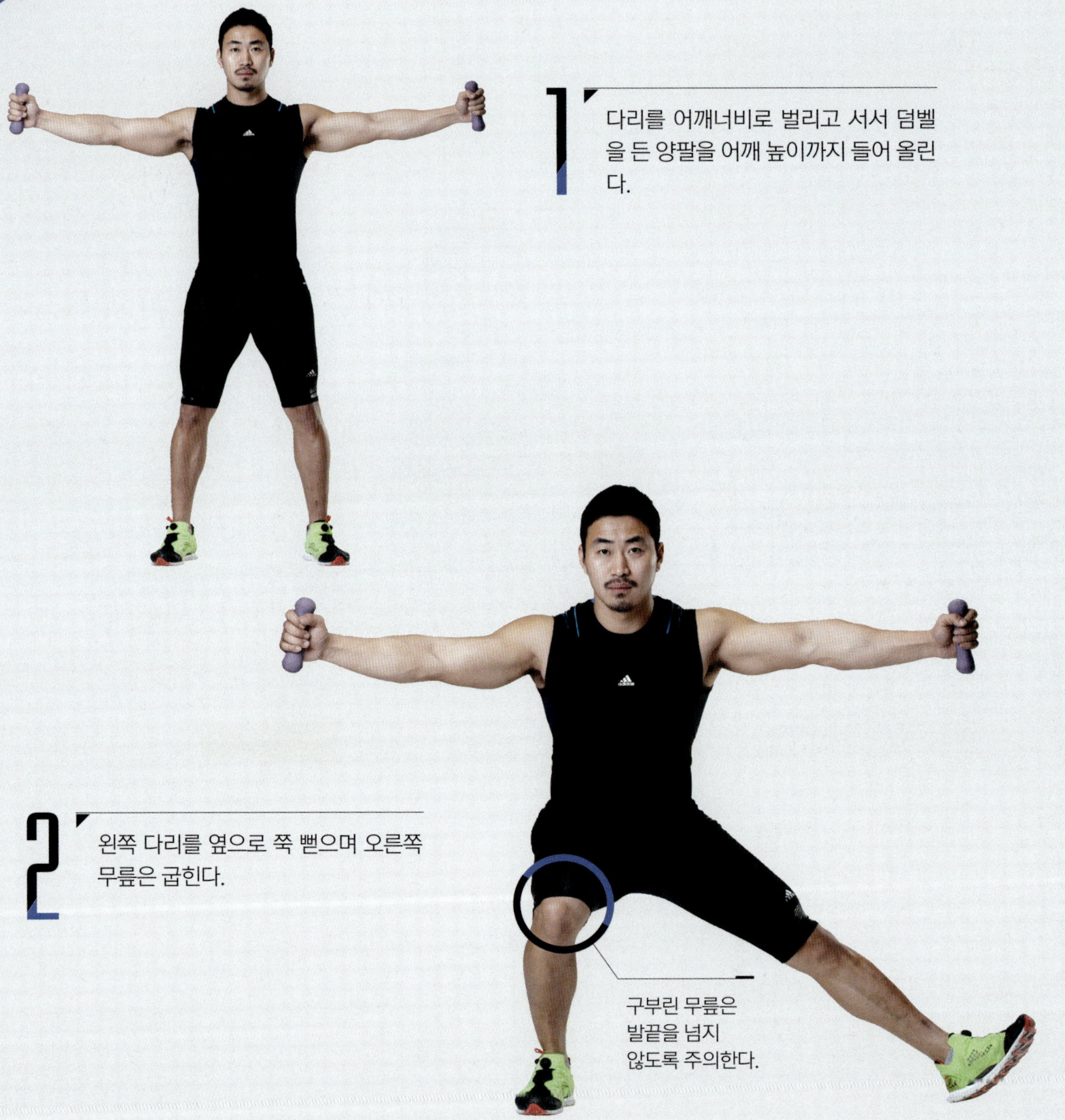

1 다리를 어깨너비로 벌리고 서서 덤벨을 든 양팔을 어깨 높이까지 들어 올린다.

2 왼쪽 다리를 옆으로 쭉 뻗으며 오른쪽 무릎은 굽힌다.

동작을 하기 때문에 밸런스 능력을 강화에 좋다. 이 운동은 몸을 비틀 때 코어 근육까지 강화시킨다.

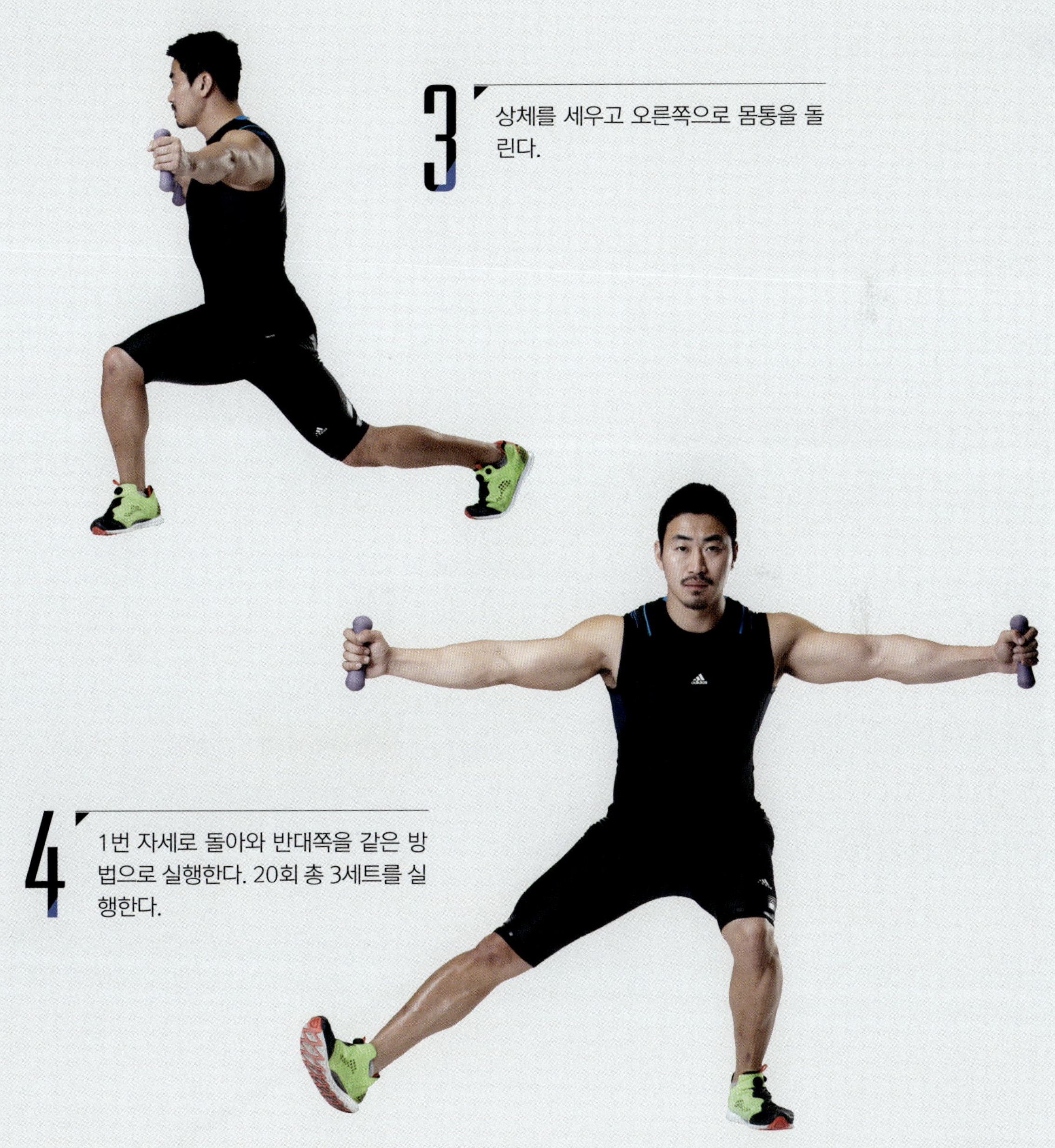

3 상체를 세우고 오른쪽으로 몸통을 돌린다.

4 1번 자세로 돌아와 반대쪽을 같은 방법으로 실행한다. 20회 총 3세트를 실행한다.

진격의 사이드 플랜크

난이도 | 중

운동 효과 | 밸런스와 코어 근육 강화에 탁월한 운동법이다. 사이드 플랭크 자세를 기본으로 해서 무릎을 올려주는 동

1 오른손으로 바닥을 짚고 양쪽 발끝으로 몸을 지탱한다.

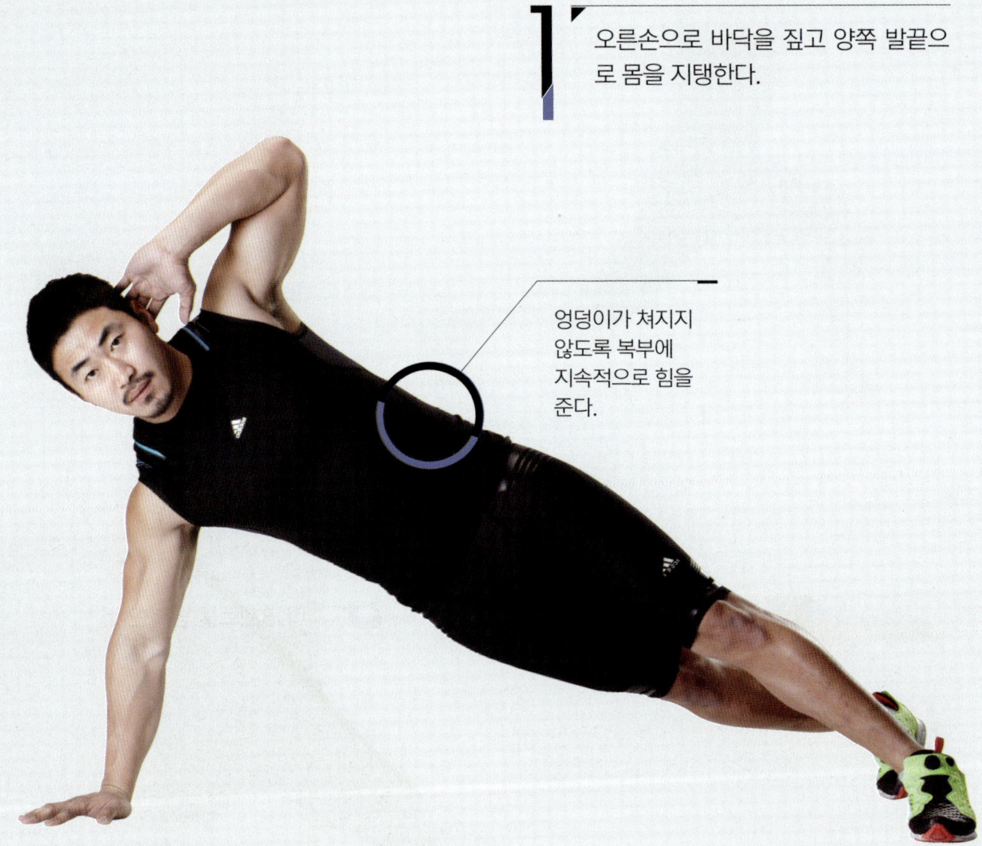

엉덩이가 쳐지지 않도록 복부에 지속적으로 힘을 준다.

작이다. 바닥에 가까운 쪽의 옆구리와 허벅지의 근육이 특히 자극이 많이 되며, 무릎과 팔꿈치는 교차하는 동작으로 옆구리와 코어를 강하게 자극한다.

2

왼쪽 팔꿈치로 오른쪽 무릎을 터치한다.

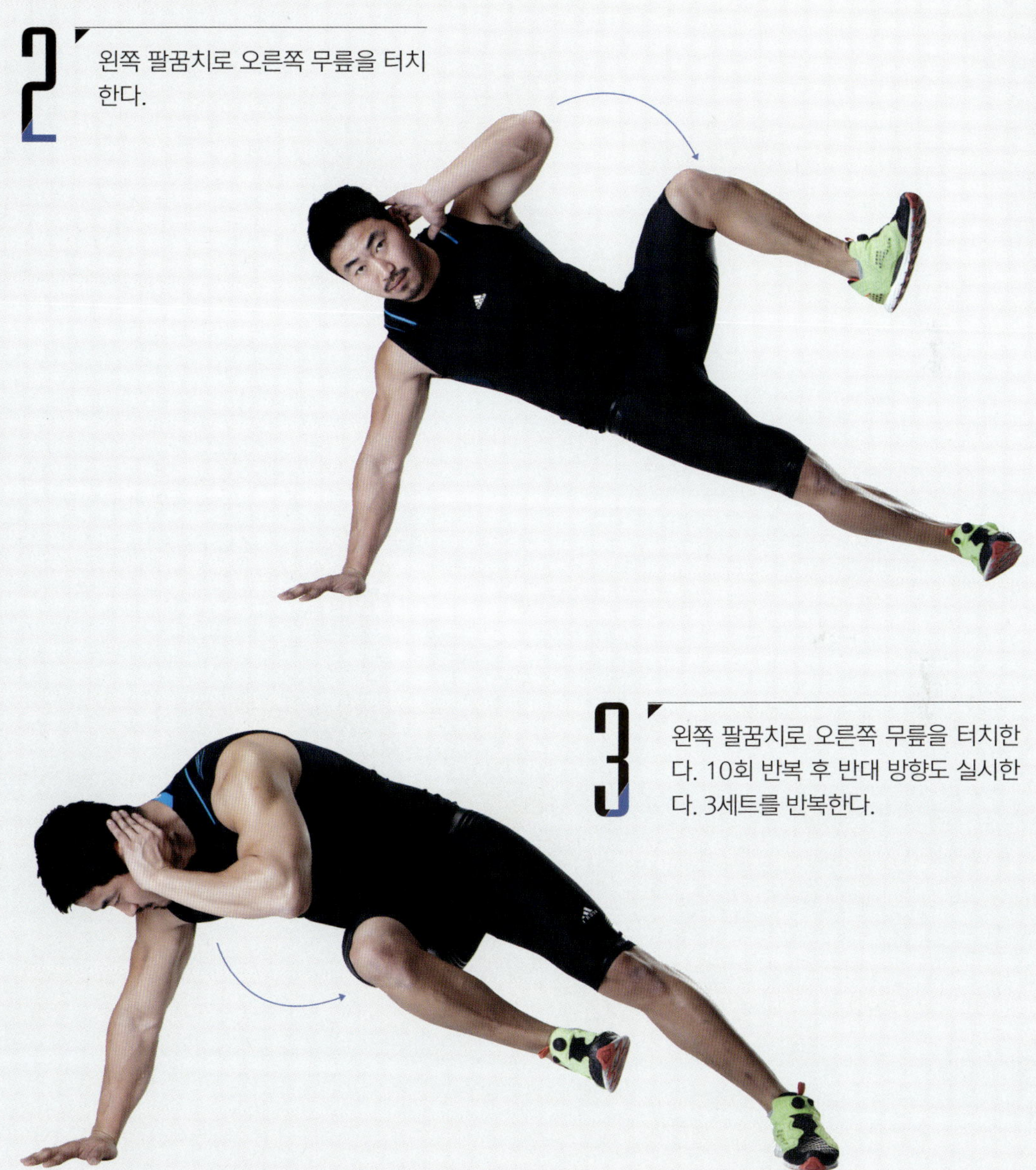

3

왼쪽 팔꿈치로 오른쪽 무릎을 터치한다. 10회 반복 후 반대 방향도 실시한다. 3세트를 반복한다.

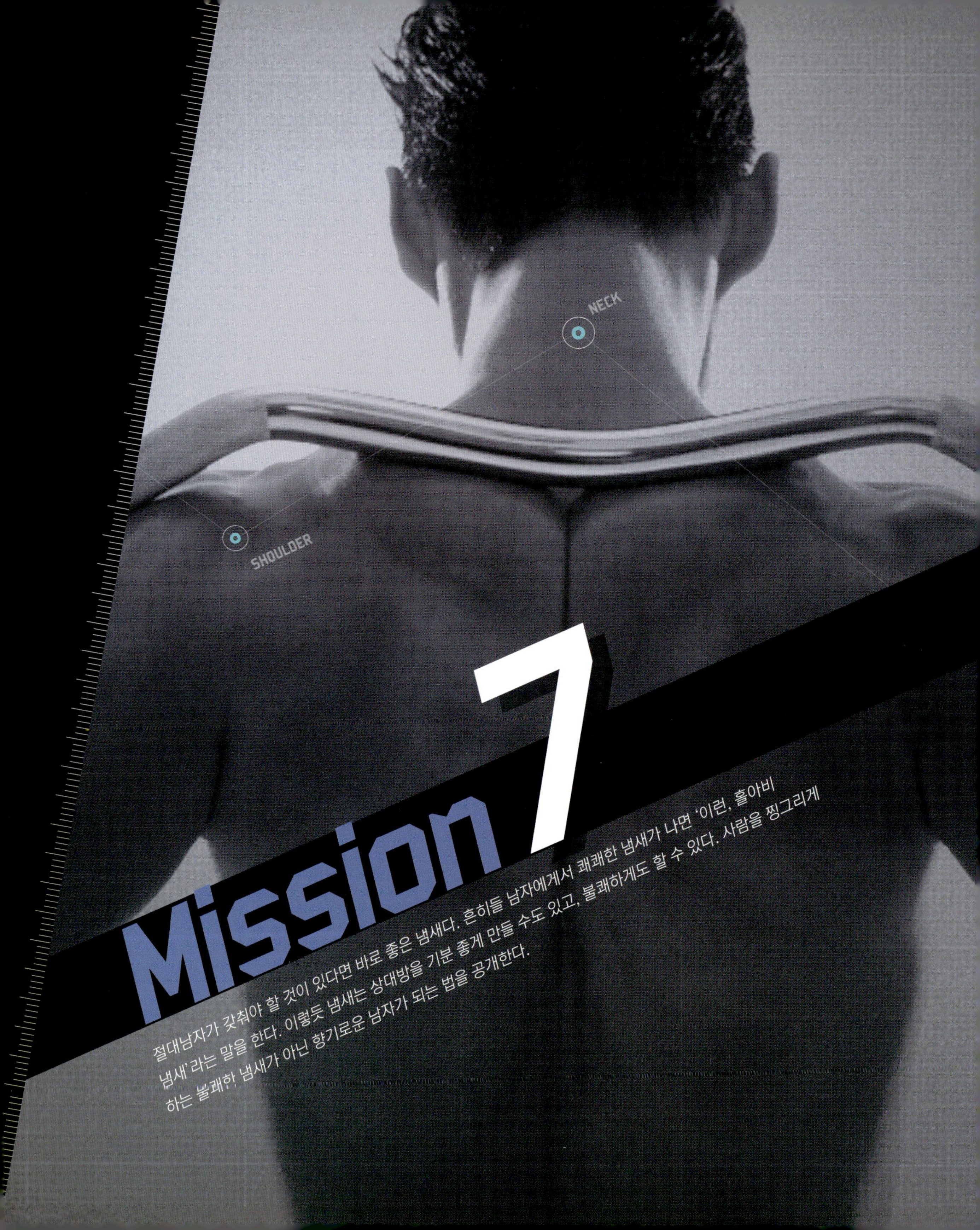

Mission 7

절대남자가 갖춰야 할 것이 있다면 바로 좋은 냄새다. 흔히들 남자에게서 쾌쾌한 냄새가 나면 '이런, 홀아비 냄새'라는 말을 한다. 이렇듯 냄새는 상대방을 기분 좋게 만들 수도 있고, 불쾌하게도 할 수 있다. 사람을 찡그리게 하는 불쾌한 냄새가 아닌 향기로운 남자가 되는 법을 공개한다.

절대남자의 비밀,
자신만의 향기를
만들어라!

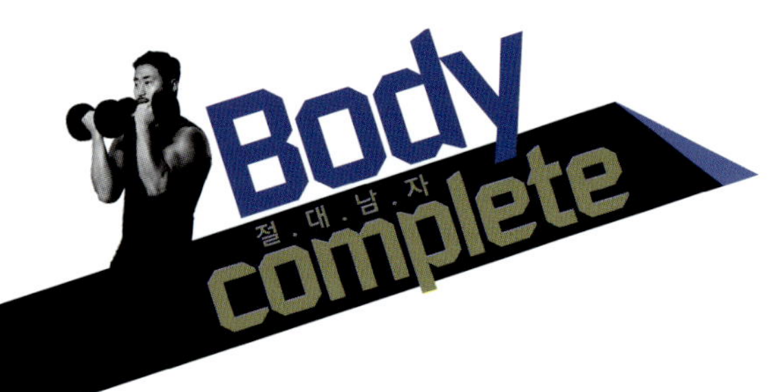

누군가에게는 그리움의 상징이면서도, 옆 사람을 1초 만에 불쾌하게 만들 수 있는 것. 그것은 바로 사람에게서 나는 냄새다. 사람에게는 저마다 고유한 냄새가 있어 얼굴을 안 보고 냄새만 맡는 것으로도 누가 누군지 구별이 가능하며, 많은 사람들이 특정 냄새를 특별한 기억으로 가지고 있는 경우가 많다. 태어난 지 며칠 안 되는 아기들도 엄마의 젖 냄새를 구분한다는 사실은 후각이 원초적인 본능에 속하는 감각임을 말해준다. 기억이나 감정을 조절하는 데 냄새가 가장 많은 영향을 끼치는 것은 바로 그런 이유에서다.

특히 여자는 남자보다 냄새에 민감하므로 남자는 체취만 잘 관리해도 마음에 드는 여자의 마음을 사로잡을 수 있다. 실제로 한 통계 조사 결과에 따르면 여름철 소개팅에서 만나기 싫은 남자 1위로 냄새 나는 사람이 꼽혔다고 한다.

냄새 하면 땀을 연상하는 이들이 많은데, 땀이 많이 난다고 해서 무조건 냄새가 나는 건 아니다. 사실 땀 자체에는 냄새가 없다. 냄새는 땀이 피부에 있는 세균과 만났을 때 생긴다. 땀을 그때그때 말리지 않고 내버려두면 습기가 지속되면서 피부에 세균이 점점 늘어나 냄새가 나게 되는 것이다. 또 생활 습관의 영향도 무시할 수 없다. 기본적으로 남자들은 남성호르몬이 파괴되면서 독특한 체취가 형성되기 때문에 이것만 잘 유지해도 여성에게 매력을 줄 수 있다. 하지만 담배 냄새와 각종 오염 물질의 냄새들이 마구 섞이면서 몸에서 악취를 풍긴다.

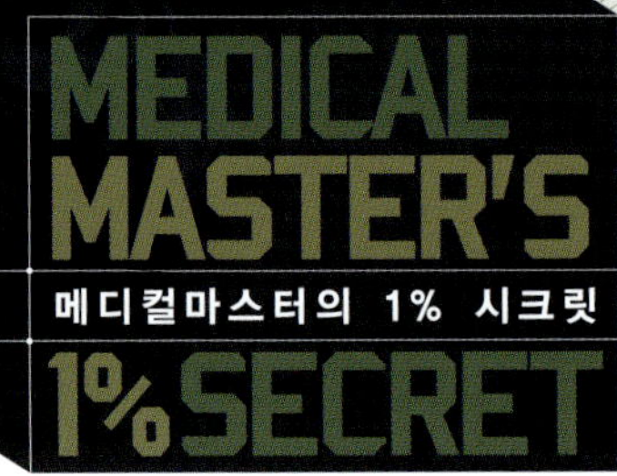

앞에서 말한 통계 조사에 따르면 남자에게서 나는 냄새들 중 여자들이 가장 싫어하는 냄새는 바로 겨드랑이 냄새다. 하지만 관리를 잘 못해 악취가 되는 것이지 관리만 잘하면 이성을 유혹하는 냄새가 될 수도 있다. 영국 엘리자베스 여왕 시대에는 남성과 여성이 땀 냄새로 서로의 마음을 확인했다는 이야기가 있다. 남성은 마음에 드는 여성 앞에서 자신의 겨드랑이에 끼워두었던 수건을 흔들고, 여성은 사랑의 증표로 겨드랑이 땀이 촉촉하게 밴 사과 껍질을 주었다고 한다. 사실 겨드랑이 땀에서는 이성을 유혹하는 물질인 페로몬이 방출되기 때문이다.

페로몬은 우리 몸에서 유일하게 배출되는 호르몬으로, 주로 겨드랑이 밑에 퍼져 있는 아포크린 땀샘에서 나온다. 여기에는 특별한 냄새 성분이 있어 이성이 맡았을 때 강한 자극을 느끼게 되는 것이다. 특히 여자가 남자의 땀 냄새를 맡으면 스트레스를 낮춰주고 기분을 안정시킬 만큼 심리적인 영향을 준다. 실제로 이성을 고급 레스토랑에서 만나는 것보다 헬스장에서 운동하면서 만났을 때 커플이 될 확률이 더 높다는 실험 결과도 있다. 그러니 겨드랑이 땀 냄새를 무작정 없앨 것이 아니라 유혹적인 체취가 되도록 페로몬은 살리고 악취만 없애면 된다. 하지만 어떻게? 비밀은 셀러리에 있다. 비타민과 칼륨, 섬유질이 풍부한 셀러리는 세균과 곰팡이에 저항력이 있는 폴리아세틸렌 물질이 포함되어 있어 악취를 잡아주는 데 효과가 있고, 예로부터 '천연 페로몬'이라고 불렸을 정도로 페로몬 분비를 촉진시키는 기능을 한다. 특히 여성을 흥분시키는 안드로스테놀이라는 호르몬이 포함되어 있어 이것이 땀샘으로 배출되면 여성은 자신도 모르게 친밀감과 모성애를 느끼게 된다.

셀러리의 능력은 이뿐만이 아니다. 셀러리에 들어 있는 비타민은 근육을 만드는 데 필요한 단백질 합성을 촉진시키고 근육의 성장에 영향을 준다. 또 장어, 미꾸라지와 마찬가지로 성 신경을 자극하는 기능이 뛰어나며, 신진대사를 원활하게 하여 스태미나를 높이는 데 아주 효과적이다. 여기에 최음 효과까지 있어 '비아그라 채소'라는 별명도 가지고 있다.

셀러리의 독특한 맛이 입맛에 맞지 않다면 바나나와 요구르트 등을 넣고 갈아서 주스로 만들면 향이 줄어들어 먹기에 거부감이 없을 것이다. 우유와 생크림을 넣고 수프로 만들어 먹어도 좋다.

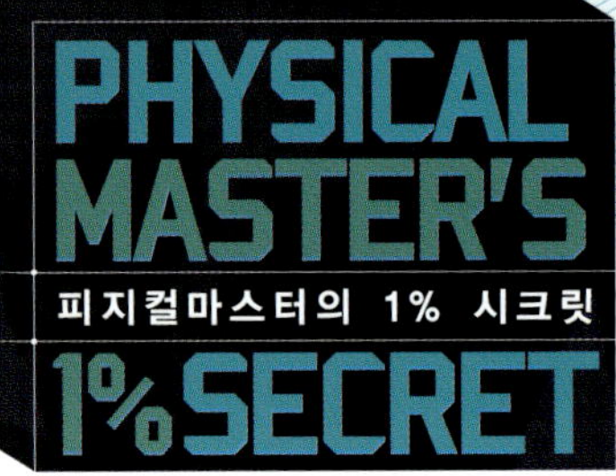

여자의 분노를 부르는 남자의 냄새 중 하나는 바로 발 냄새다. 발 냄새는 발가락 사이사이에 땀이 고여 생기는 세균이 분해되어 '이소발레릭 산'이라는 물질을 만들면서 나게 된다. 습기를 없애기 위해 신발에 신문지를 넣거나 발가락 양말을 신는 경우가 있는데 효과가 아주 없다고는 할 수 없지만, 신발 관리를 제대로 하는 것도 중요하다. 특히 여름 장마철에는 신발이 젖는 경우가 많은데 내버려두면 발에서 냄새가 심해지고 신발에 곰팡이 균이 생겨 무좀이 생길 수도 있으므로 젖은 신발은 항상 바싹 말려야 한다.

신발 관리도 잘하고 하루에 양말을 몇 켤레씩 갈아 신어도 유난히 발에 땀이 많아 곤란해하는 이들이 있는데, 엄지발가락과 둘째 발가락이 갈라지는 부분에서 발등으로 2~3센티미터 가량 움푹 파인 곳을 누르면 도움이 된다. 그곳은 기의 흐름을 바꾸는 만능 혈 자리 '태충혈'로, 누르면 발에 몰려 있던 땀이 온몸으로 골고루 퍼져나가는 효과가 있어 발이 습해지는 것을 막을 수 있다. 의자에 앉아 발등의

제일 높은 부분에서부터 발가락 부분까지 다른
쪽 발의 발꿈치로 약간 세게 훑어 내리면 되고,
이를 각 발당 30회씩 반복하면 좋다.

또 발의 열을 내려주고, 땀을 줄여주는 간
단한 스트레칭을 하는 것도 도움이 된다. 다리
를 편하게 뻗은 상태에서 발등을 세우듯 쭉 펴
고 발가락에 힘을 줘 오므린다. 다시 발목을 반
대쪽으로 꺾은 후 발가락을 펴준다. 이 동작을
반복해도 좋고, 발가락으로 가위바위보를 해도
좋다. 가위는 엄지발가락만 세우고 나머지 발

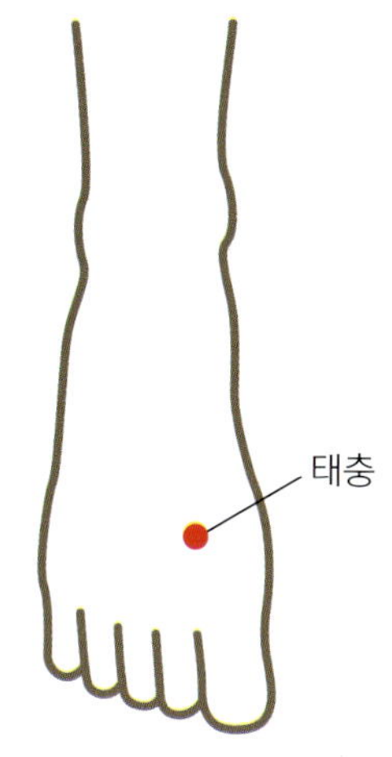

❯ 기의 흐름을 바꾸는 태충혈

가락은 오므린다. 바위는 발가락을 모두 최대한 오므린다. 보는 발가락을 최대한
벌려서 쫙 편다. 이때 발가락에 힘이 많이 들어가 기혈순환이 촉진된다.

자신감을 떨어뜨리는 입 냄새

여자들을 도망가게 하는 냄새로 입 냄새를 빼놓을 수가 없다. 무려 2000년 전에
쓰여진 《탈무드》에도 '남편의 입 냄새를 참고 살라는 건 여인에게 저주를 내리는
것이므로 이혼을 찬성한다'라는 문구가 있을 정도니, 입 냄새가 함께 생활하는 사
람에게 얼마나 스트레스를 주는지 잘 알 수 있다.

입 안에 있던 세균이 음식물을 분해할 때 화합물이 생기면서 불쾌한 냄새가 나
는데, 자신의 구취 정도를 모른다면 구취 측정기를 통해 입 냄새 정도를 체크할
수 있다.

30 이하	구취 없음
30 ~ 59	양치질 필요
60 ~ 89	식사 후 입 냄새가 나는 정도
90 ~ 119	대화 시 상대방이 느낄 정도
120 ~ 149	입 냄새가 심각한 수준

》 구취 측정기 할리미터를 이용한 입 냄새 측정

구취 측정기가 없다면 손등을 혀로 살짝 핥은 뒤 약 3초 후에 손등의 침 냄새를 맡아보면 입 냄새 정도를 알 수 있다.

아무리 깔끔한 사람이라도 입 냄새는 날 수 있다. 입 냄새란 우리 몸이 보내는 이상 신호이기 때문이다. 특히 입 냄새만 맡아도 남자들의 정력이 얼마나 떨어졌는지 알 수 있다. 정력은 신장과 밀접한 연관을 맺고 있는데, 몸을 무리하게 쓰거나 술을 많이 마시면 신장이 상해서 여러 가지 음식물이 뒤섞인 듯한 냄새가 나기 때문이다. 그 외에도 위에 염증이 생겼을 때는 썩은 계란 냄새가, 간이 안 좋을 때는 화장실 암모니아 냄새가, 축농증이나 편도선에 염증이 생겼을 때는 생선 비린내와 비슷한 냄새가 난다. 때문에 입 냄새를 없애려면 속부터 다스려야 한다.

몸속의 한 부위가 상해 냄새가 나는 건 꾸준한 치료가 필요한 경우고, 보다 즉각적인 원인은 구강 내에서 찾을 수 있다. 입 냄새의 90%가 바로 입 안의 세균 때문인데, 세균이 많아지면 충치나 잇몸 염증이 생기면서 강한 입 냄새로 이어지게 된다. 입 냄새가 신경 쓰여 양치질을 열심히 하거나 껌을 씹는다거나 소금물로 입을 헹구는 이들이 있는데, 효과는 그때 잠깐뿐이고 입 안의 세균을 없앨 수 있는 방법은 따로 있다.

입 냄새를 좌지우지하는 결정적인 요인, 그것은 바로 침이다. 침은 우리 몸에서 굉장히 많은 역할을 담당한다. 음식물이 잘 소화될 수 있도록 돕는 건 기본이고 세균이 치아와 잇몸에 달라붙는 것을 막고 '리소자임Lasozyme'이라는 강력한 항균 성분으로 세균을 녹여 입 냄새와 질병으로부터 우리 몸을 보호한다. 즉 침은 입 안의 음식물 찌꺼기와 각종 세균을 없애주는 일종의 세척제인 것이다. 따라서 입 안의 침이 많고 적음에 따라 입 냄새의 정도가 달라진다.

침이 부족하지 않게 하려면 일단 물을 많이 마시는 게 좋다. 물을 충분히 마신다면 우리 몸은 하루에 1~1.5리터가량의 침을 만들어내는데, 침은 99%가 물로 이루어져 있기 때문이다. 물은 단번에 삼키지 말고 입 안에 품고 양치를 하듯 움직여주면 입 안 근육이 부드러워져서 입 냄새를 줄이는 데 더 효과적이다.

자고 일어나면 입 냄새가 나는 경우가 많은데, 이는 잠을 자는 동안 침의 생성이 억제되기 때문이다. 냄새가 심한 경우에는 자는 습관을 체크해보는 게 좋다. 입을 벌리고 자면 그나마 고여 있던 침마저 다 말라버리기 때문이다. 말을 지나치게 많이 하고 나서도 입 안에 침이 말라 냄새가 날 수 있다. 또한 사과 같은 즙이 많은 과일을 섭취하는 것도 방법이다. 하지만 당분이 많은 소다수나 유제품은 피하는 것이 좋다.

사람을 상대할 일이 많은 이들이라면 침샘과 턱 근육을 자극하는 간단한 스트레칭을 통해 입 냄새를 예방할 수 있다. '입 냄새 없애주는 침샘 자극 운동법'을 소개한다. 주먹을 말아쥐고 귀 밑의 침샘 부위를 지그시 누르며 위로 밀어 올려주는 동작을 반복한다. 침샘은 혀 밑, 귀밑, 턱 밑에 위치하고 있어 이 부분을 자극해주면 된다.

두 번째로는 '혀 숫자 쓰기'가 있다. 입천장에 혀를 대고 아라비아 숫자를 써본다. 이 방법은 혀 근육을 자극해 많은 침을 만들어낸다.

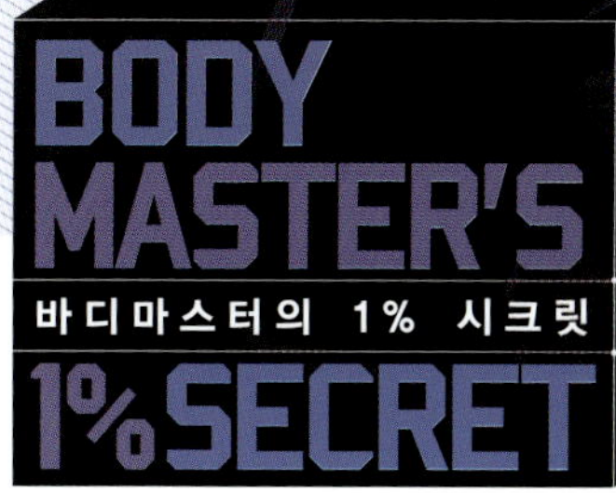

여자들의 분노를 부르는 남자의 나쁜 냄새 세 가지를 다스리는 방법에 대해 알아보았으니, 이번에는 남자의 몸이 갖고 있는 페로몬을 극대화할 수 있는 운동법을 배워보자. 근력 운동과 유산소 운동을 골고루 섞어 몸 안의 노폐물을 제거하고 몸 안의 장기와 혈액, 피부 등을 맑게 해주는 '퍼퓸 운동법'이다.

퍼퓸 운동법에는 '토소볼'이라는 기구가 사용된다. 토소볼은 짐볼에 손잡이가 붙어 있는 모양인데, 공에 탄력이 있어 중심을 잡는 데 근력이 필요하기 때문에 에너지 소모를 폭발적으로 높일 수 있다. 토소볼을 이용한 이 운동은 근육도 만들고 체지방도 줄이고 건강한 땀 배출을 돕는 일석삼조의 효과를 누릴 수 있다.

냄새 타파 트위스트

난이도 | 중

운동 효과 일반적인 런지 운동은 허벅지와 엉덩이에만 자극이 가는데, 냄새 타파 트위스트는 토소볼을 앞으로 들고 진행하기 때문에 어깨 부위까지 영향을 준다. 또한 킥과

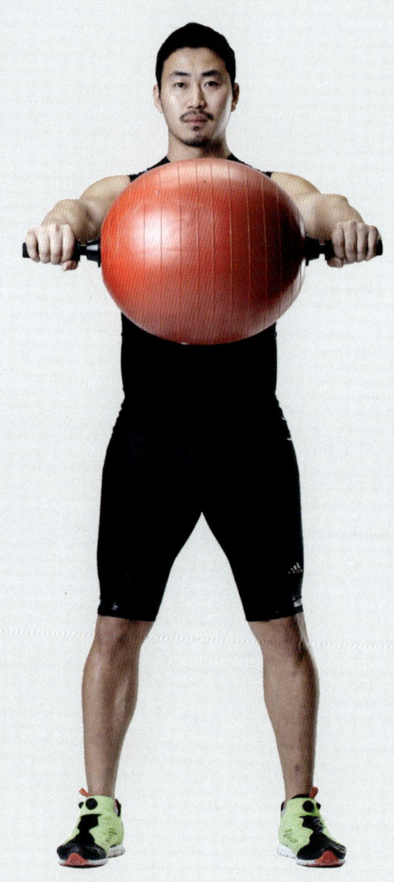

1 다리를 어깨너비로 벌리고 서서 토소볼을 양손으로 어깨 높이까지 올린다.

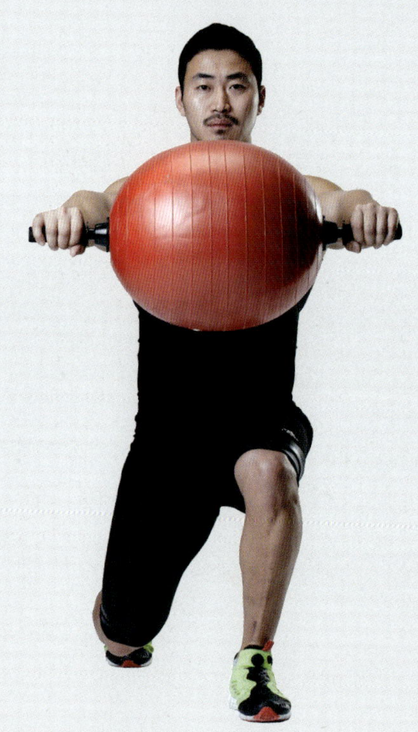

2 한쪽 발을 뒤로 뻗어 런지 동작을 한다.

트위스트 동작도 추가되어 있으므로 복부 전체에 긴장을 준다. 토소볼은 공에 탄력이 있어서 중심을 잡는 데 근력이 필요하기에 에너지 소모를 높이는 데 도움을 준다.

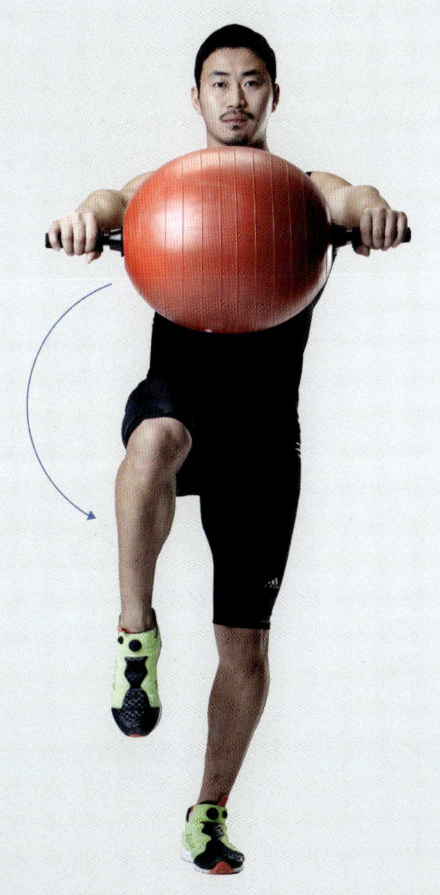

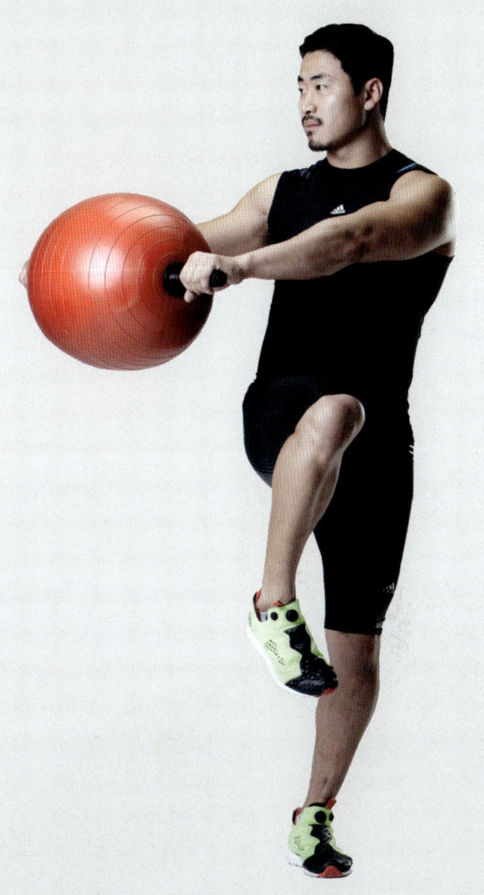

3 뻗은 다리를 올려 무릎으로 토소볼을 터치한다.

4 옆으로 발을 디뎠다가 올리면서 몸통을 다리 반대방향으로 돌려준다. 다리를 바꿔 반복한다. 5회 3세트를 실시한다.

샴푸 펌핑 푸시업

난이도 | 중

운동 효과 주로 가슴 근육과 복근, 허벅지 근육을 발달시키는 운동법이다. 토소볼은 공에 탄력이 있어서 중심을 잡는

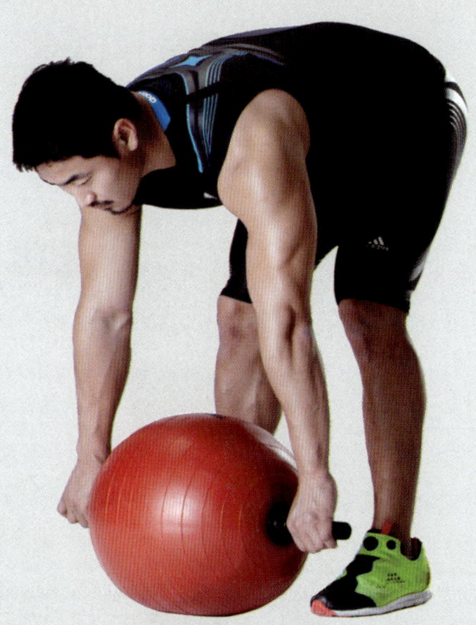

1 허리를 굽혀 바닥의 토소볼을 잡는다.

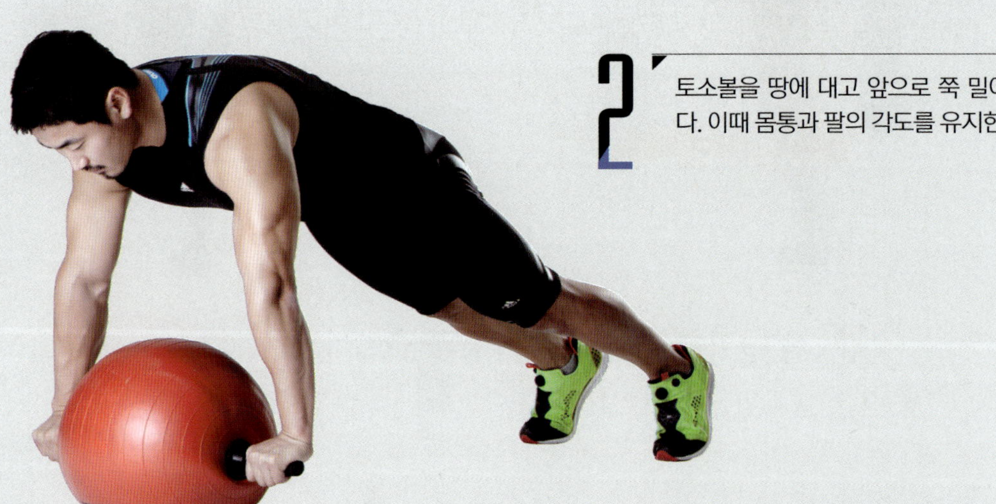

2 토소볼을 땅에 대고 앞으로 쭉 밀어준다. 이때 몸통과 팔의 각도를 유지한다.

데 근력이 필요하기에 에너지 소모를 높이는 데 도움을 준다.

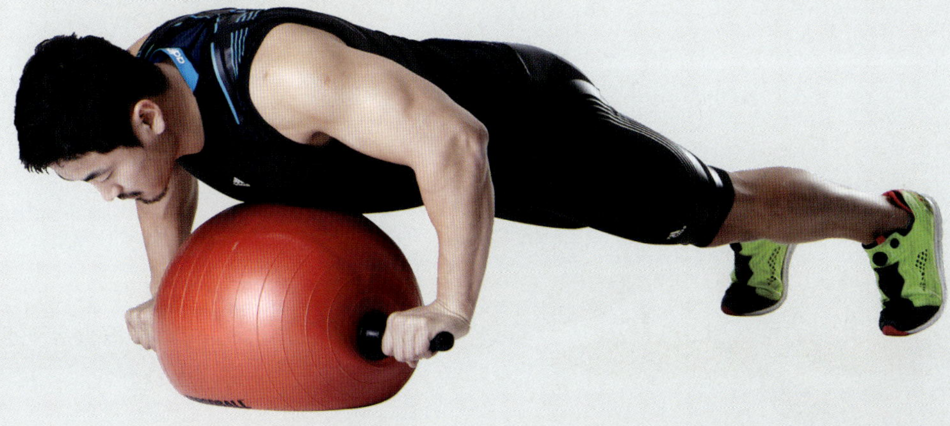

3

푸시업을 2회 한 후, 배에 힘을 주고 토소볼을 당겨 시작 자세로 돌아온다. 10회 3세트 실시한다.

스위트 퍼퓸 슬라이드

난이도 | 상

운동 효과 복근과 주변 근육을 자극할 수 있는 운동법으로 직선
와 양쪽 방향 모두 움직여 복근을 두 배로 발달시킬 수

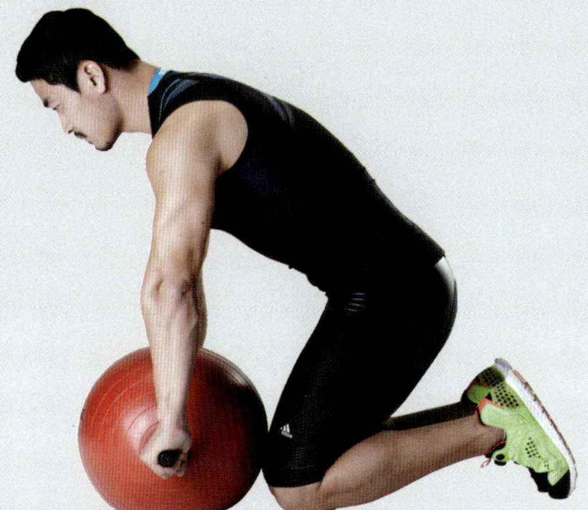

1 양손에 토소볼을 잡고 무릎을 꿇는다.

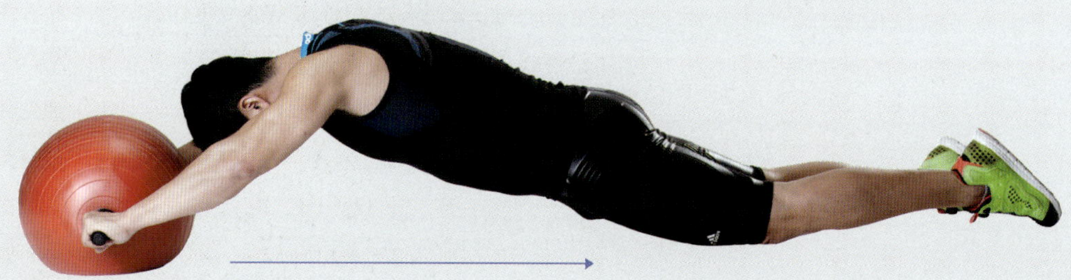

2 토소볼을 앞으로 밀었다가 제자리로 돌아온다. 토소볼을 밀 때 바닥과 가깝
게 밀착시킬수록 운동효과 극대화된다.

있다. 토소볼은 공에 탄력이 있어서 중심을 잡는 데 근력이 필요하기에 에너지 소모를 높이는 데 도움을 준다.

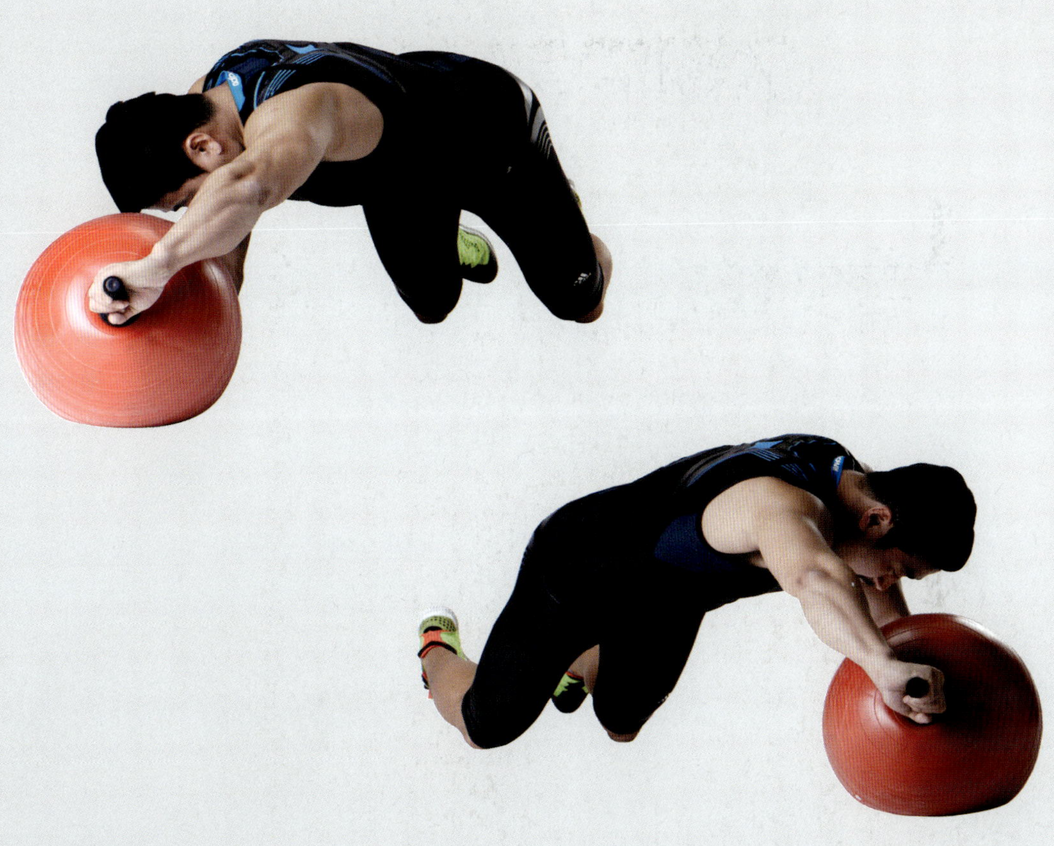

3 오른쪽과 왼쪽으로 각각 2번 동작을 반복한다. 정면, 오른쪽, 왼쪽 방향 모두
실시하는 것을 1회로 삼고 10회 반복한다. 이를 총 3세트를 실시한다.

머스크
플랭크 킥

난이도 | 상

운동 효과 어깨 전면부와 코어 근육, 엉덩이 근육을 발달시키는
운동법이다. 토소볼은 공에 탄력이 있어서 중심을 잡

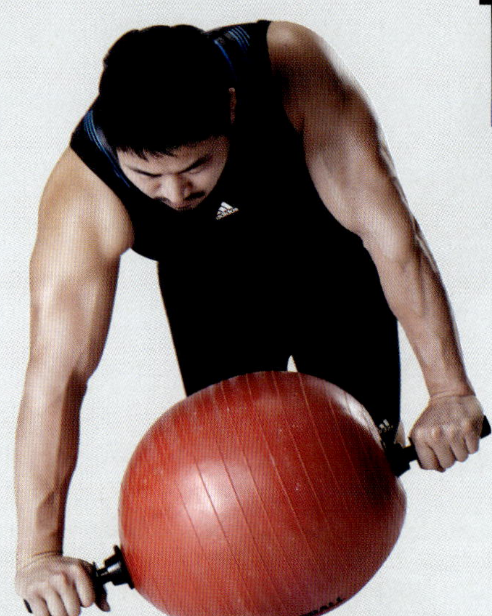

1 토소볼을 엎드린 상태에서 어깨 바로
아래에 놓는다. 토소볼 손잡이를 오른
쪽으로 기울인다. 이때 바닥에 완전히
밀착해야 안전하다.

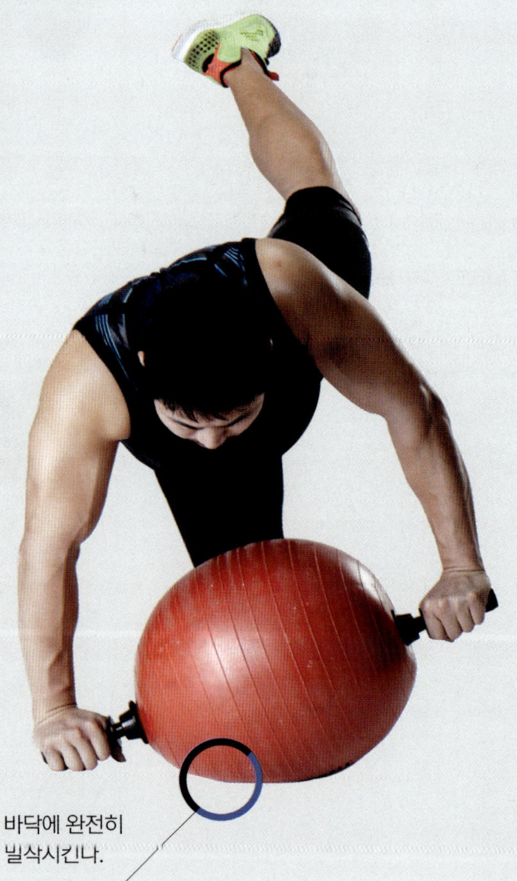

2 토소볼을 오른손으로 지탱하며, 왼발
은 뒤로 올렸다가 내린다. 이 동작을
10회 실시한다.

는 데 근력이 필요하기에 에너지 소모를 높이는 데 도움을 준다.

토소볼 밴드를 발에 끼우고 진행하면 운동효과가 두 배가 된다.

3 반대쪽도 같은 방법으로 실시한다. 10회씩 반복하고 총 3세트를 실행한다.

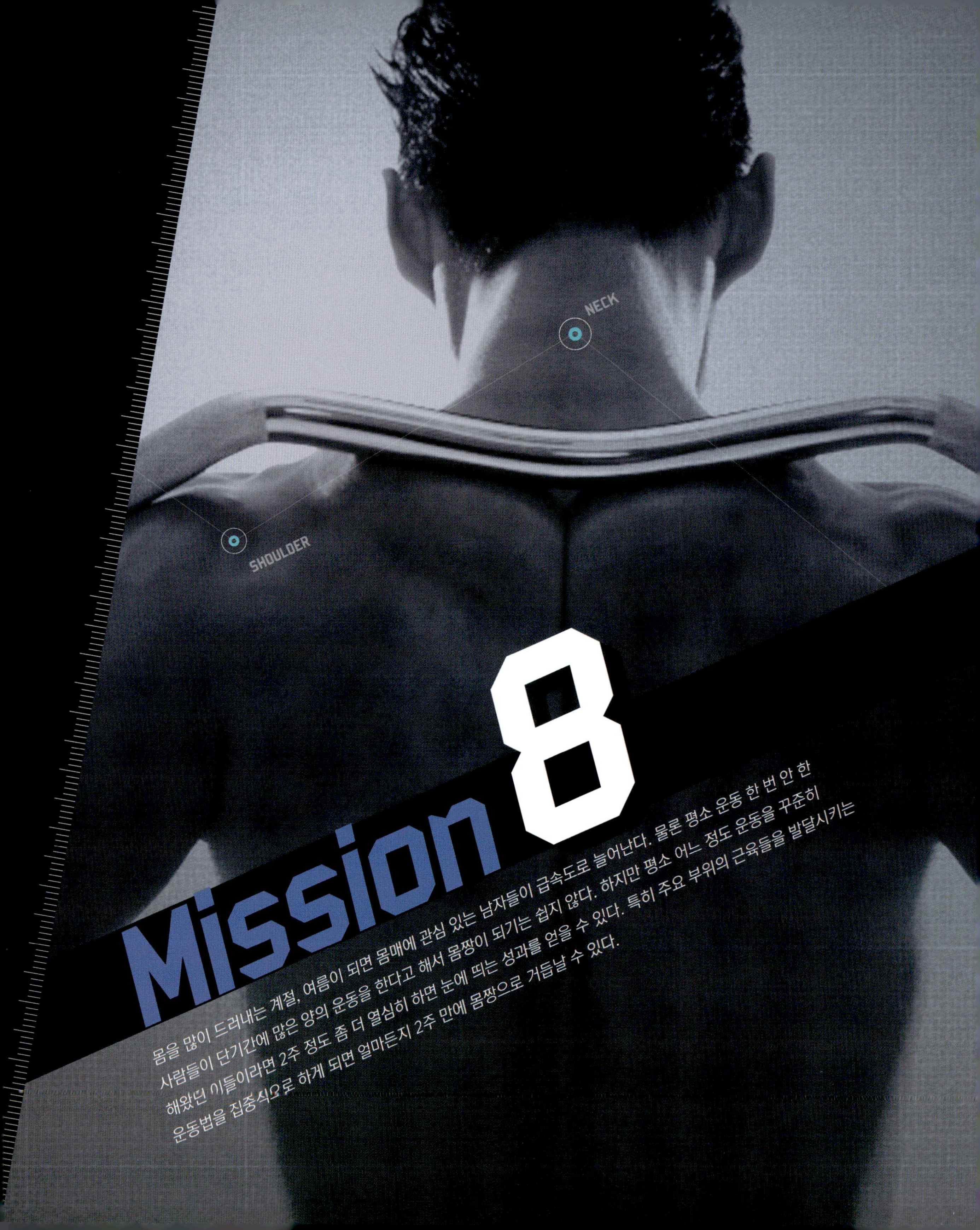

Mission 8

몸을 많이 드러내는 계절, 여름이 되면 몸매에 관심 있는 남자들이 급속도로 늘어난다. 물론 평소 운동 한 번 안 한 사람들이 단기간에 많은 양의 운동을 한다고 해서 몸짱이 되기는 쉽지 않다. 하지만 평소 어느 정도 운동을 꾸준히 해왔던 이들이라면 2주 정도 좀 더 열심히 하면 눈에 띄는 성과를 얻을 수 있다. 특히 주요 부위의 근육들을 발달시키는 운동법을 집중식으로 하게 되면 얼마든지 2주 만에 몸짱으로 거듭날 수 있다.

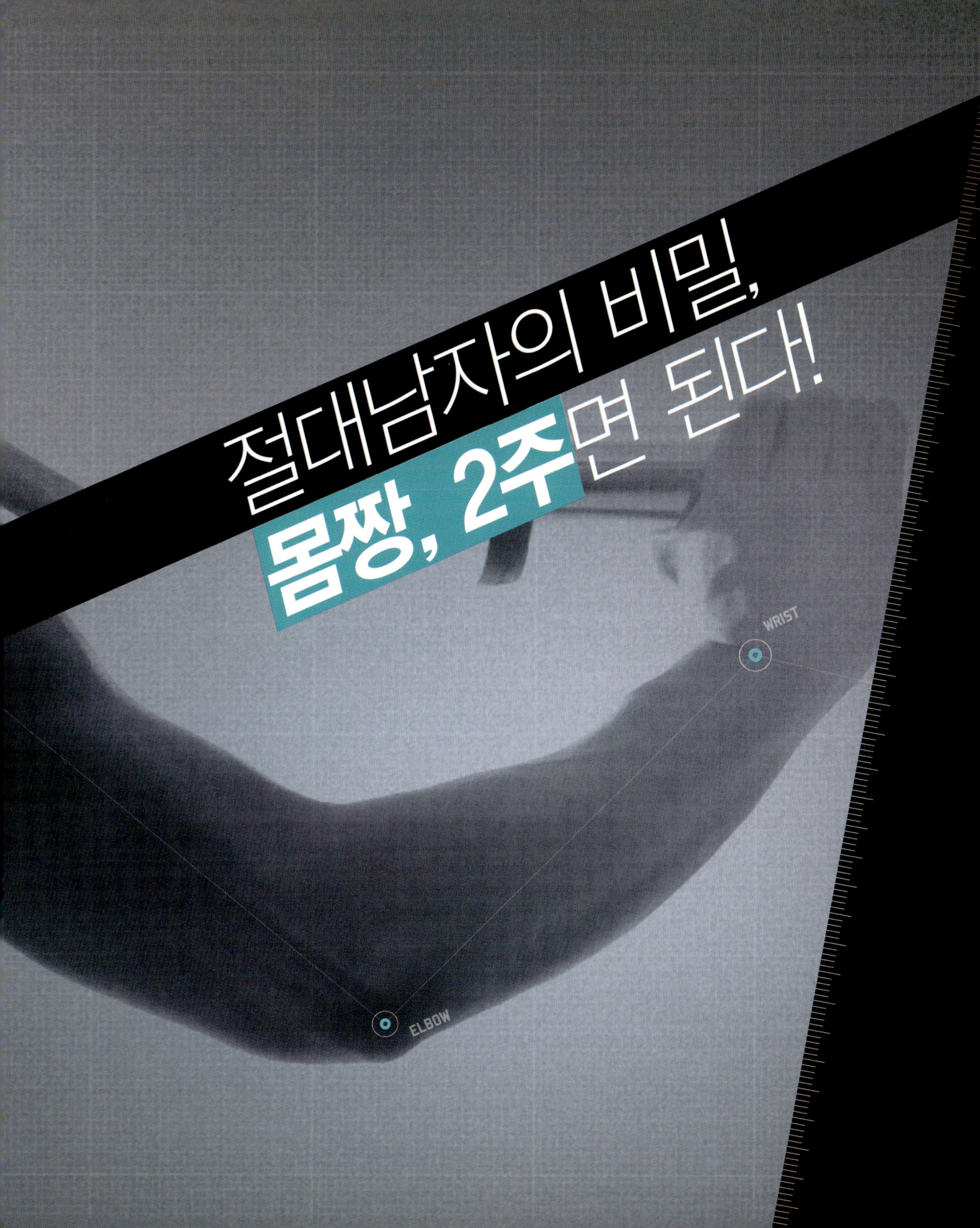

절대남자의 비밀,
몸짱, 2주면 된다!
WRIST
ELBOW

명품 복근 만들기

많은 이들이 완벽한 복근의 대명사로 배우 권상우의 복근을 꼽는다. 실제로 초콜릿 복근이라 불릴 만큼 그의 복근은 완벽한 식스팩으로 이루어져 있다. 배우 권상우는 데뷔 초부터 꾸준히 복근을 관리한 것으로 유명한데, 그의 복근을 명품 복근으로 만든 운동법을 소개한다. 평소 꾸준한 운동으로 어느 정도 복근이 있는 이들이 이 운동법을 하게 되면 배에 王자가 생기는 것은 시간문제, 복근이래야 찾아볼 수 없는 이들이라도 2주간 집중적으로 하게 되면 복근이 싹틀 수 있다.

레그레이즈 앤 쉐이킹

1 머리를 들고 누운 상태에서 양다리를 모아 지면에서 살짝 들어준 후 10초간 정지한다.

아랫배에 긴장감을 준다.

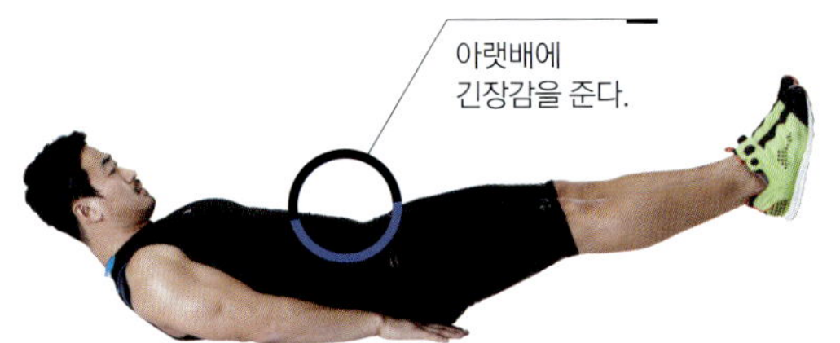

2 호흡을 내쉬며, 양다리를 하늘을 향해 올렸다 내리는 동작을 반복한다.

3 양다리를 리드미컬하게 위아래로 교차하며 빠르게 움직인다.

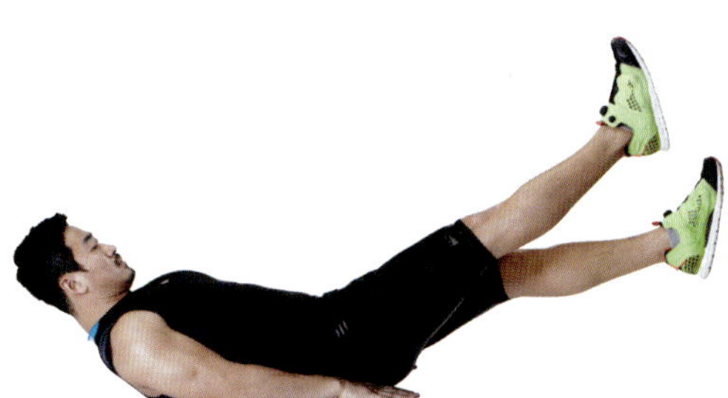

4 30회 가량 레이그 쉐이킹 동작을 한 후, 양 다리를 지면에서 살짝 든 상태에서 10초간 정지한다. 30~50회씩 3세트를 실시한다.

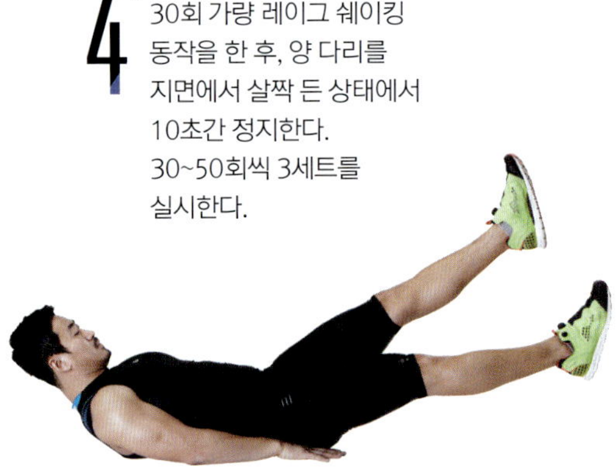

운동효과 » 잠깐만 따라 해도 복부가 단단해지는 느낌이 들 만큼 파워풀한 운동법으로, 간단해 보이는 동작이지만 효과가 매우 크다. 레그레이즈 앤 쉐이킹 동작은 아랫배를 자극시키고, 덤벨 니업은 복부와 허벅지를 자극한다. 매일 하루 10분, 꾸준하게 실행한다면 탄탄한 명품 복근을 만들 수 있다.

난이도 » 중

덤벨 니업

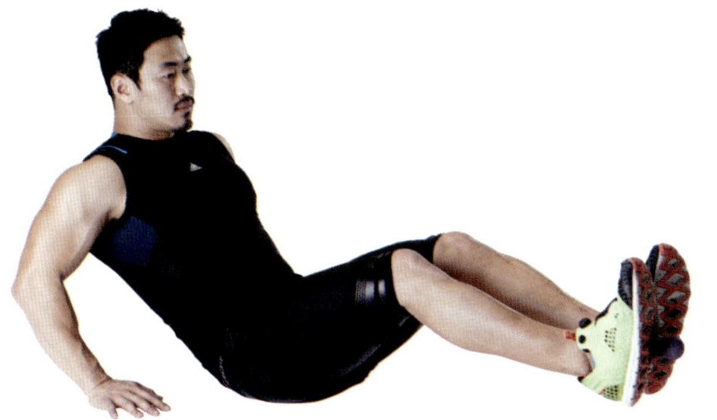

1 앉은 상태에서 양손은 허리 뒤쪽으로 하고, 양 무릎은 모아준다. 양발 사이에는 적당한 무게의 덤벨을 끼워준다.

2 호흡을 내쉬며 양 무릎을 가슴 쪽으로 당겨 올려준다. 호흡을 들이마시며 원위치 하고 10초간 정지한다. 20~30회씩 3세트를 실시한다.

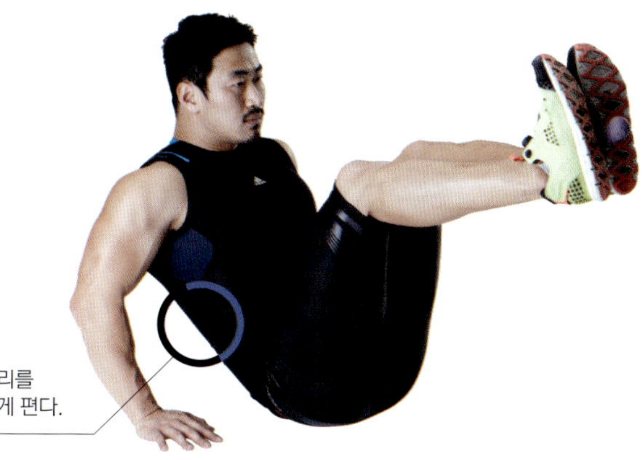

탄탄 가슴 만들기

복근 운동은 복부에 어느 정도 힘이 있는 상태에서 해야 더 효과적인 게 사실이므로, 2주 안에 몸짱이 되고자 한다면 가슴 근육에 더 신경을 쓰는 것도 좋다. 가슴 근육은 복근보다 더 펌핑이 잘 되고 발달도 더 잘 되기 때문이다.

가슴 운동에 중점을 두고 복근과 함께 운동할 수 있는 운동법이 있다. 리버트 이퀄라이즈 두 개를 이용한 운동법이다.

아랫가슴과 복사근 운동법

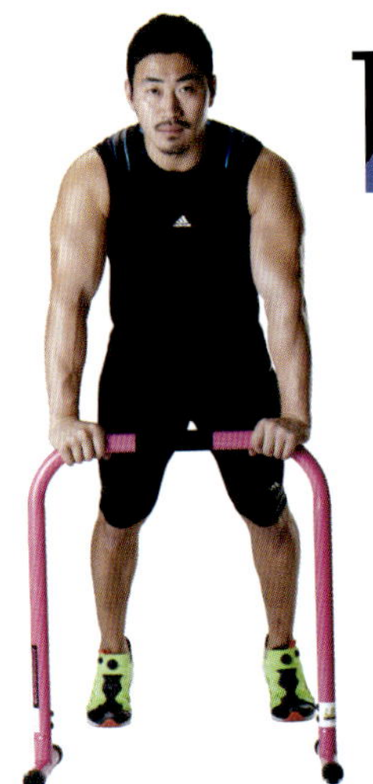

1 기구를 잡고 몸을 45도 각도로 기울인다.

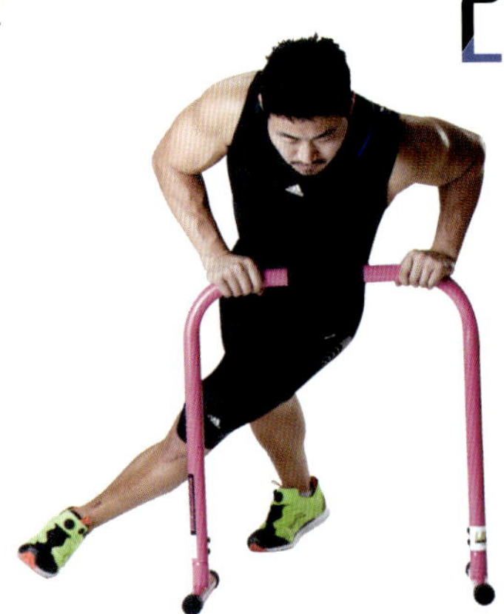

2 팔을 굽히면서 한쪽 무릎을 대각선 방향으로 뻗는다.

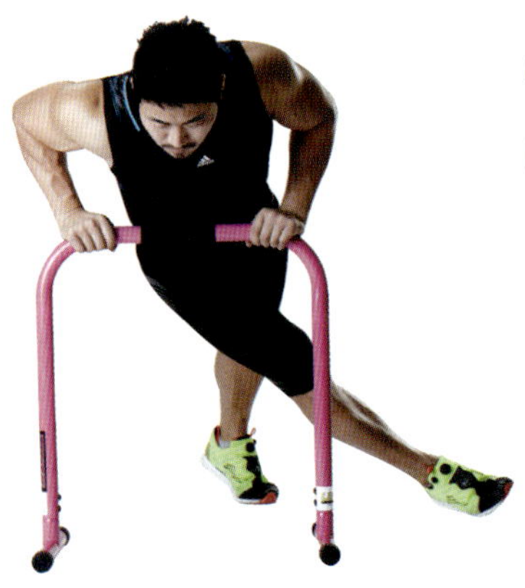

3 가슴에 힘을 주면서 원래 자세로 돌아간 뒤, 팔을 굽히면서 반대 무릎을 대각선 방향으로 뻗는다. 20회 3세트 진행한다

하체를 비틀면서 다리를 뻗으면 더 많은 자극이 된다. 푸시업과 다리 동작을 순서대로 해도 된다.

운동효과 》이 운동법은 탄탄한 가슴 근육을 만드는 운동이다. 가슴 근육은 복근 보다 더 펌핑이 잘 되고 발달도 더 잘 된다. 팔과 몸통의 각도에 따라 자극되는 가슴 근육이 다르기 때문에 아래 두 운동법을 하면 아랫가슴과 윗가름을 고르게 발달시킬 수 있다. 다리를 함께 움직여주는 동작이므로 복극도 함께 자극될 뿐만 아니라 운동효과도 크다. 이때 사용하는 리버트 이퀄라이저는 작은 공간에서 운동할 수 있는 기구이며, 낮은 의자로도 대체할 수 있다.

난이도 》중

윗가슴과 옆구리 운동법

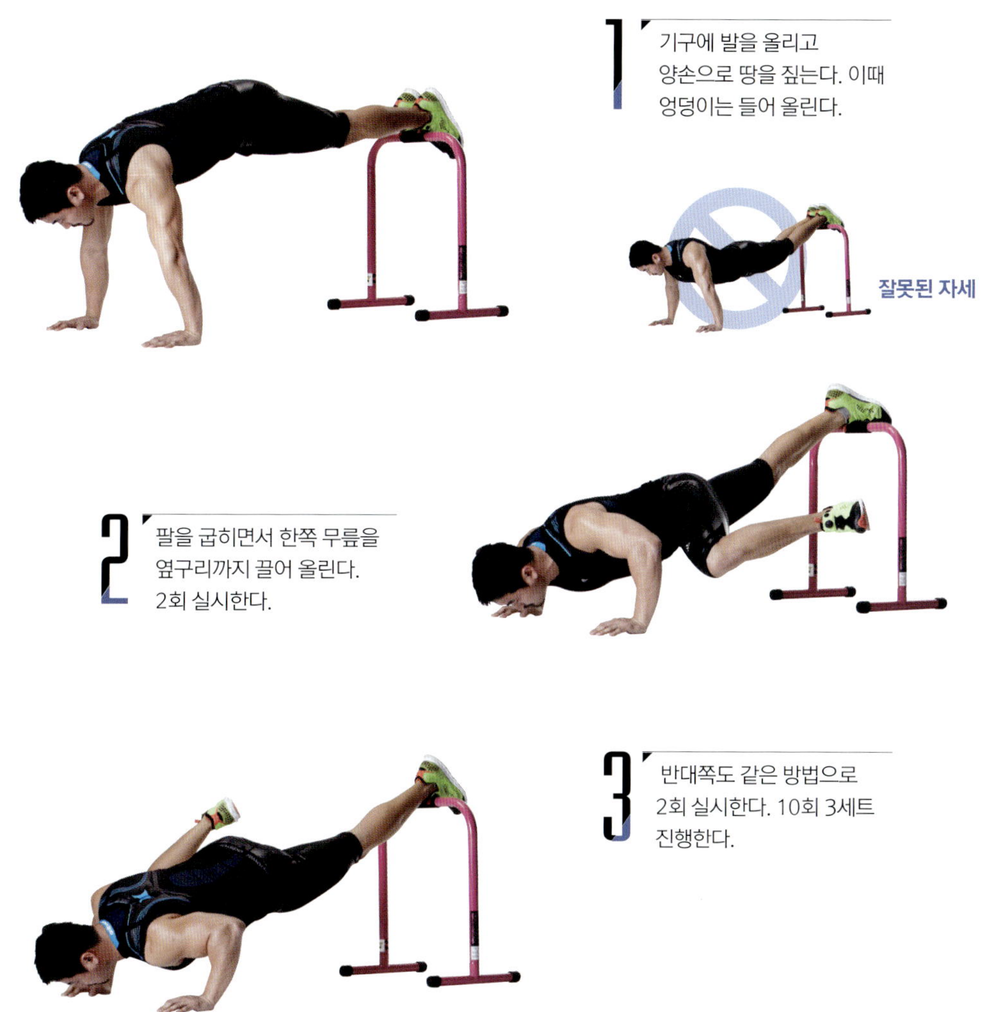

1 기구에 발을 올리고 양손으로 땅을 짚는다. 이때 엉덩이는 들어 올린다.

2 팔을 굽히면서 한쪽 무릎을 옆구리까지 끌어 올린다. 2회 실시한다.

3 반대쪽도 같은 방법으로 2회 실시한다. 10회 3세트 진행한다.

짐승남 팔뚝 만들기

王자 복근과 탄탄한 가슴 근육을 가지고 있더라도 어깨와 팔뚝이 빈약하면 몸의 균형이 맞지 않는다. 특히 얇은 팔뚝은 약골처럼 보여지는 가장 큰 원인이기도 하다. 실제로 여름 옷을 입었을 때 어깨에서 팔뚝으로 이어지는 근육이 옷태를 결정하는 가장 핵심적인 부위인 건 사실이다. 다행히 팔 근육은 근육 펌핑 효과가 가장 잘 나타나는 부위여서 운동해도 효과를 볼 수 있다.

멀티 푸쉬업

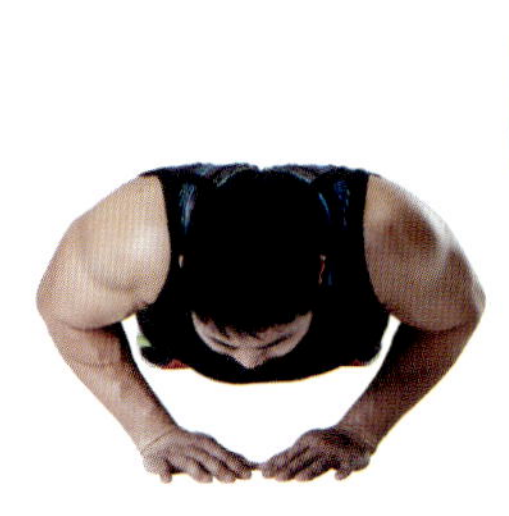
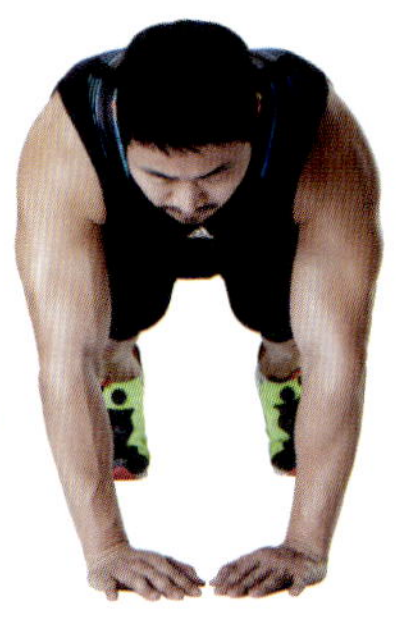

1 양 손의 간격을 10~15센티미터 벌린 후 푸쉬업을 시작한다.

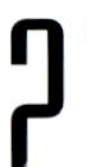
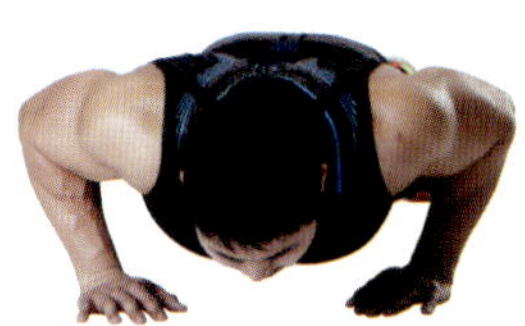
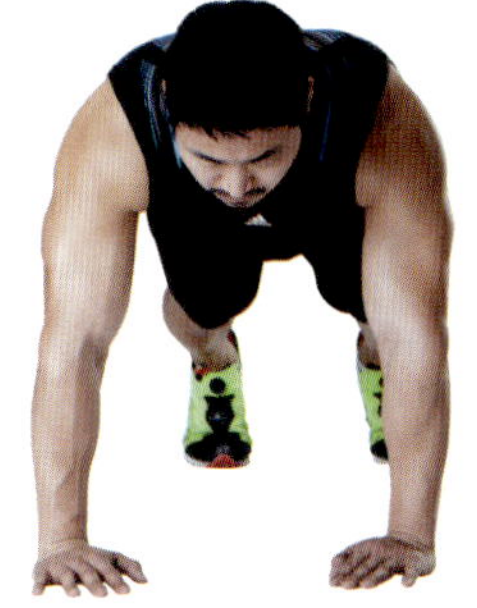

2 푸시업 1회 마다 팔의 간격을 넓혀준다. 총 4회를 실시한다.

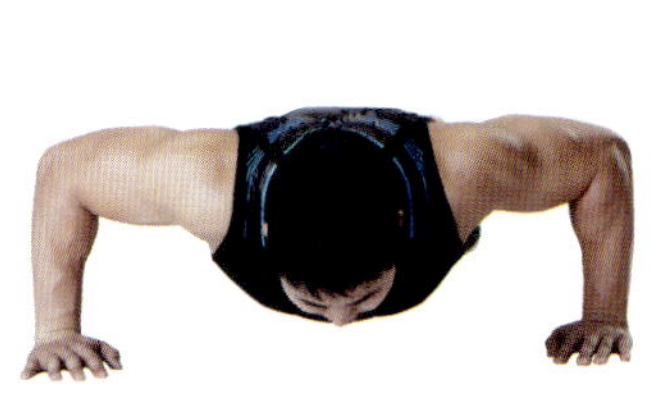
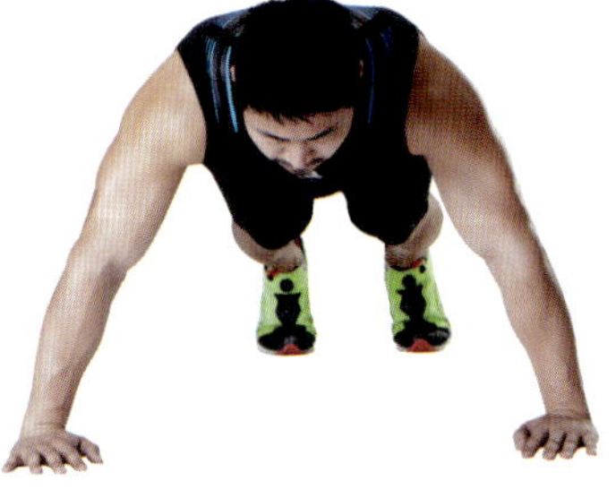

3 다시 좁혀주면서 푸시업 4회 실시한다. 반대쪽도 같은 방법으로 실시한다. 3~7세트까지 한다.

운동효과 》2주 안에 효과를 보기 위해서는 어깨와 팔 주변의 근육들을 한 번에 자극해야 한다. 팔의 너비에 변화를 주면서 하는 멀티 푸시업은 어깨는 물론 팔의 전면을 동시에 자극해주고, 멀티 숄더 레이즈는 어깨의 전면, 측면, 후면을 순서대로 자극해준다.
난이도 》중

멀티 숄더 레이즈

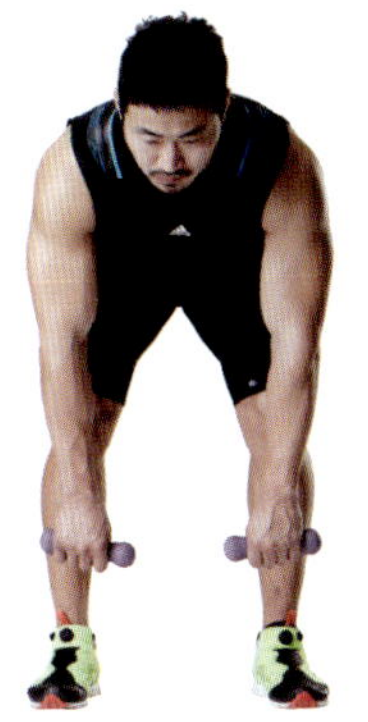

1 양손에 덤벨을 가볍게 쥐고 상체를 숙인다.

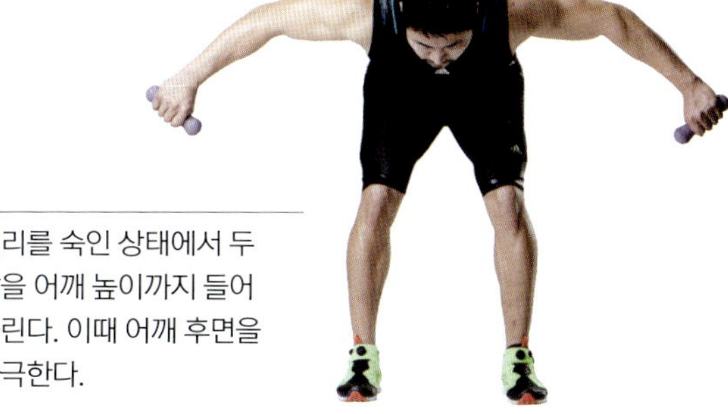

2 허리를 숙인 상태에서 두 팔을 어깨 높이까지 들어 올린다. 이때 어깨 후면을 자극한다.

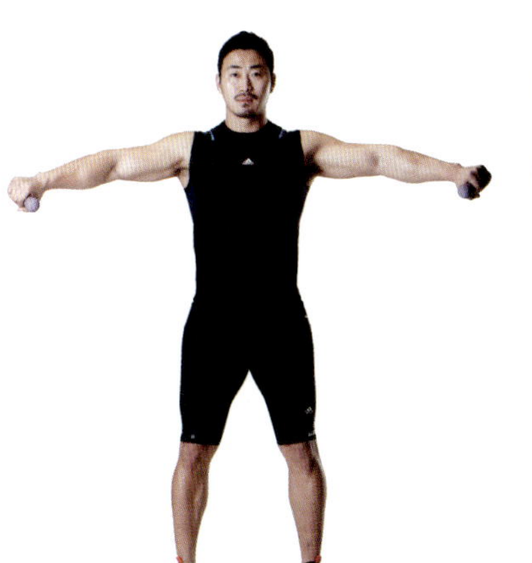

3 자세를 유지하며 허리를 세워 일어난다. 어깨 측면에 영향을 준다.

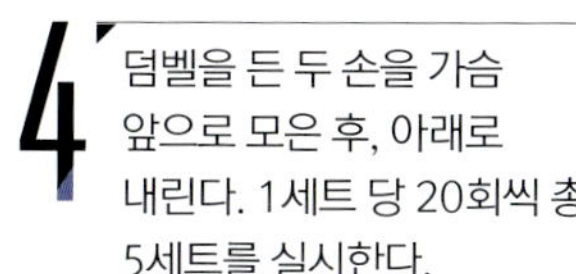

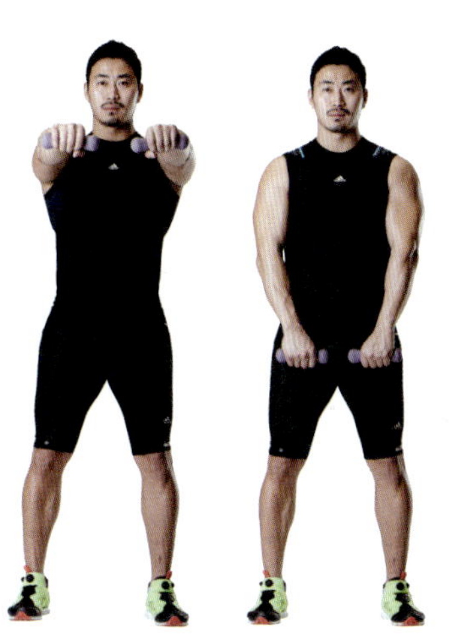

4 덤벨을 든 두 손을 가슴 앞으로 모은 후, 아래로 내린다. 1세트 당 20회씩 총 5세트를 실시한다.

근력이 좋을수록 동작을 천천히 시행한다.

나비 라인 등 만들기

운동으로 멋진 몸을 만들려는 남자들 중에는 앞태에만 공을 들이는 이들이 적지 않다. 하지만 사실 운동을 제대로 한 사람이라면 등 근육이 멋진 법이다. 가슴 같은 큰 근육은 금방 만들어지지만 등에는 작은 근육들이 모여 있어 멋진 등을 만들려면 꾸준히 공을 들여야 하기 때문이다. 명품 등이란 바로 등 중앙에 파인 직선 라인과 함께 삼두근과 승모근이 조화를 이루는 형태로, 날개를 편 나비의 모양을 연상시킨다고 하여 일명 나비 라인이라고 한다. 실제로 유명 배우들이 나비 라인의 등 근육을 만들기 위해 훈련한 운동법이 있다.

등 근육 운동법 1

1 다리를 어깨너비로 서서, 덤벨을 잡은 양손을 허벅지 앞쪽으로 내린다.

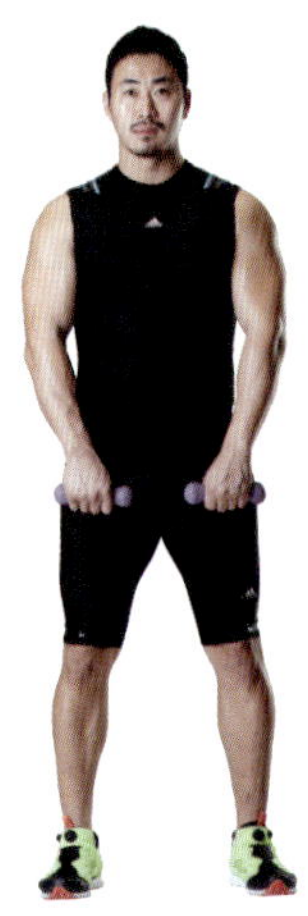

2 허리를 곧게 편 상태에서 호흡을 들이마시며 상체를 앞으로 숙인다.

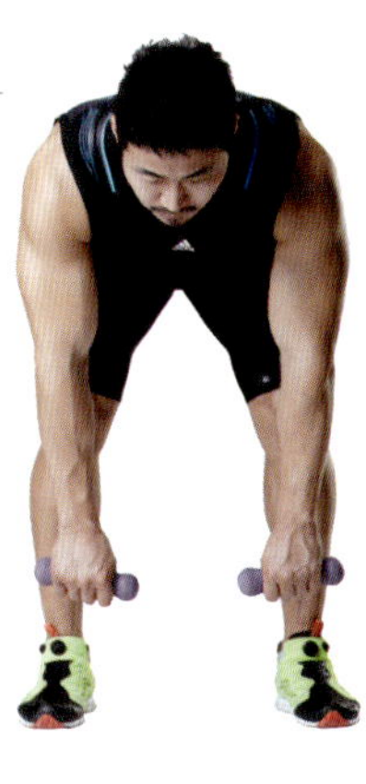

3 팔꿈치를 접어 양손을 허리 옆으로 붙이는 로잉 동작을 한다.

4 2번 동작으로 돌아가서 팔을 바깥쪽으로 올린다.

5 3-4번 동작을 반복한 후, 허리를 곧게 편 상태를 유지하며 상체를 일으킨다. 20~30회씩 총 3세트 실시한다.

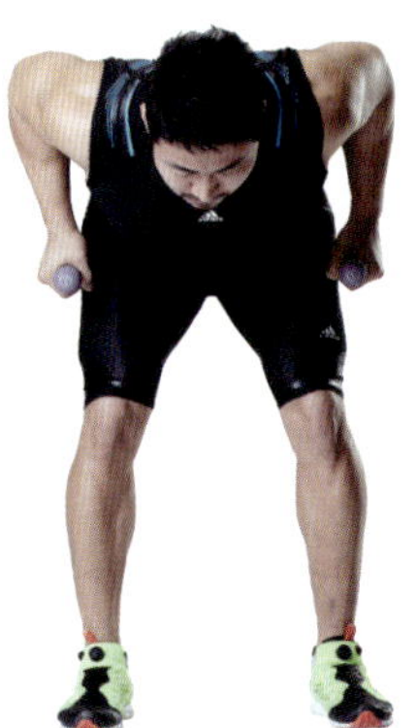

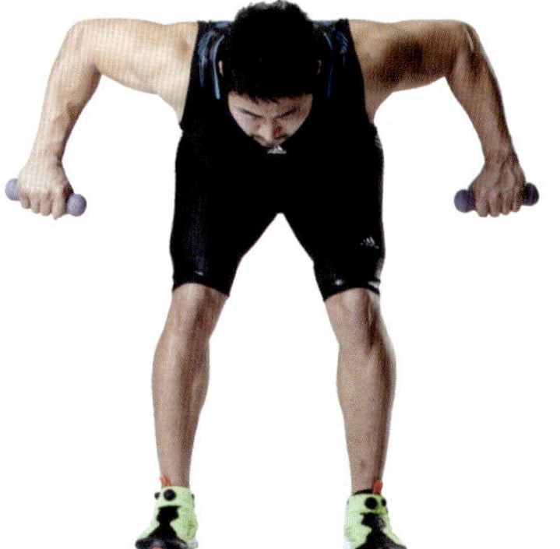

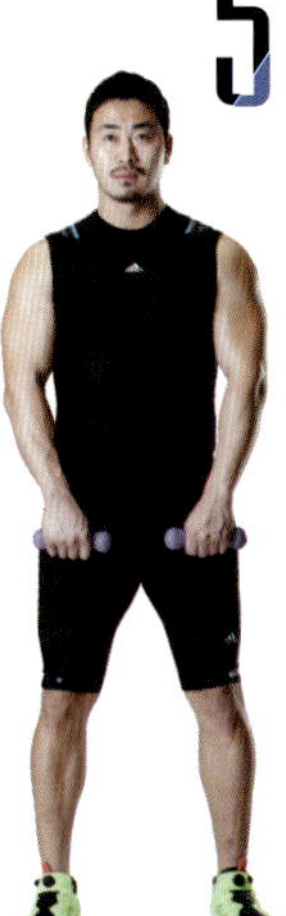

운동효과 》 섹시한 등 근육을 만들어주는 덤벨 활용 운동법이다. 등 근육 운동법 1은 등과 어깨, 척추까지 밸런스를 맞추어 발달시킬 수 있는 운동법으로 나비 라인 명품 등을 만들 수 있다. 또한 등 근육 운동법 2는 후면 어깨선과 척추 주변 근육까지 발달시켜 밸런스를 유지하는 데 도움을 준다.
난이도 》 중

등 근육 운동법 2

1 양손에 덤벨을 들고, 다리는 어깨너비로 벌린 후, 허리를 숙인다.

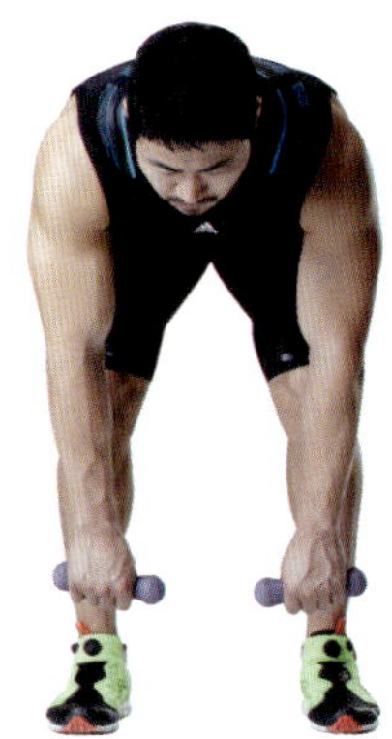

2 호흡을 내쉬며 양팔을 지면과 수평이 되도록 돌렸다가 내린다.

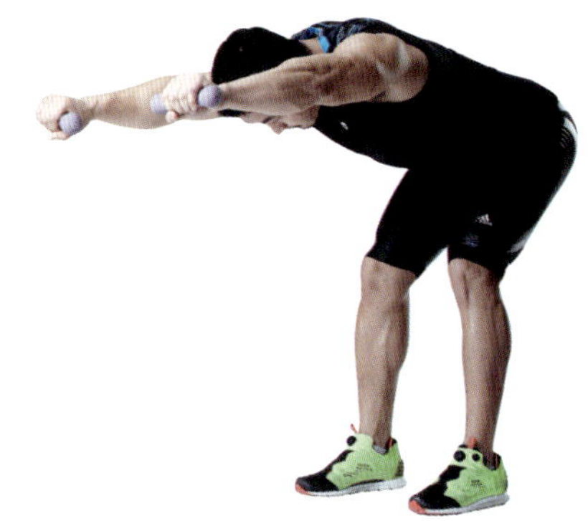

3 왼팔을 오른팔 아래쪽으로 쪽 뻗는다. 반대쪽도 같은 방법으로 한다. 15회씩 총 3세트 실시한다.

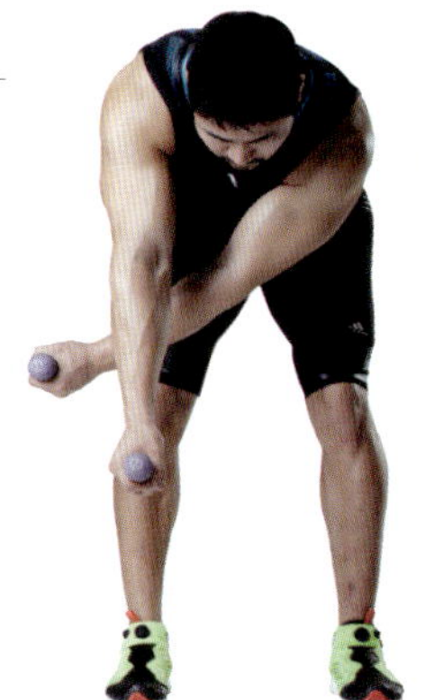
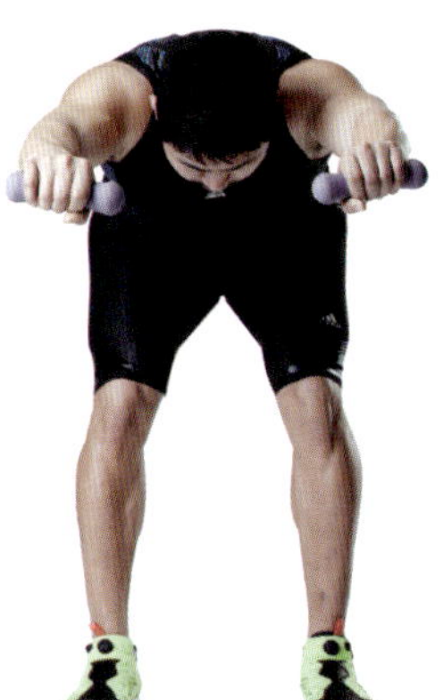
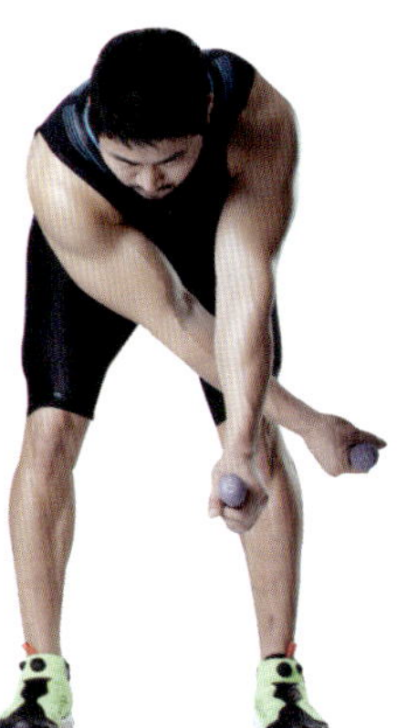

W라인 엉덩이 만들기

뒤태가 좋은 이들의 공통된 특징은 훤칠한 키가 아니라 전체적으로 조화로운 비율이다. 이때 힙 업된 엉덩이가 큰 역할을 한다. 하체 운동을 할 때는 헐렁한 옷보다는 몸에 딱 맞는 기능성 의류를 입고 하는 것이 좋다. 헐렁한 옷은 부상에 노출되기 쉽고 신체 근육과 신경을 느슨하게 만들 수 있는 반면 기능성 바지는 몸의 중심인 하체를 잡아주면서 운동의 추진력을 받쳐주는 강점이 있어 단시간에 운동 능력을 높여주는 데 효과적이다. 다행히 다른 부위에 비해 엉덩이는 조금만 신경 써도 금방 효과가 나타나기 때문에 힙업 운동을 2주간 집중적으로 하면 뒤태가 눈에 띄게 달라진 걸 확인할 수 있을 것이다.

힙 업 운동법

1 다리를 어깨너비로 벌려 무릎을 살짝 굽힌다. 이때 양손은 허벅지 뒷쪽에 붙인다.

2 상체의 각도를 90도로 유지하며 앉는다.

상체의 각도를 반드시 유지한다.

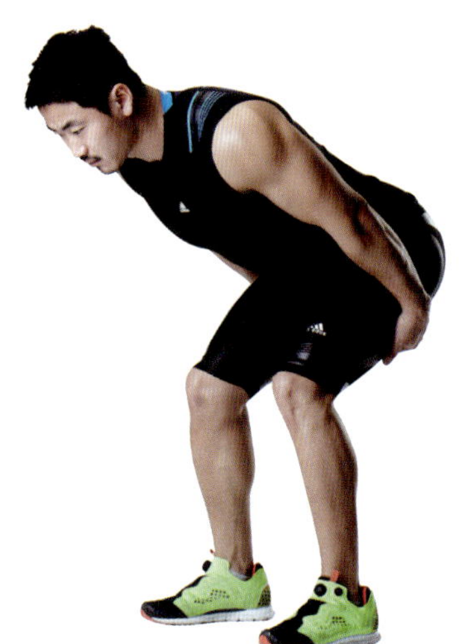

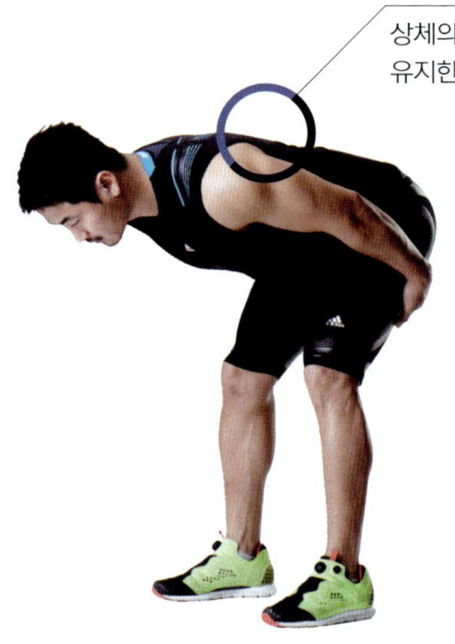

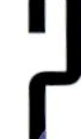

3 뒤꿈치에 힘을 주며 앉았다가 일어난다. 20회 실시한다.

운동효과 》 아주 간단한 동작으로 이루어져 누구나 쉽게 따라할 수 있는 힙업 운동법으로, 두 운동 모두 엉덩이 근육과 허벅지 근육을 자극시켜준다. 2주간 집중적으로 운동을 하면 완벽한 힙 업 라인을 만들 수 있다. 엉덩이 근육 운동은 복근 운동보다 빠른 운동 효과를 얻을 수 있어서 단기간 완벽 몸매 만들기에 적합하다.
난이도 》 중

사이드 스텝 크로스 런지

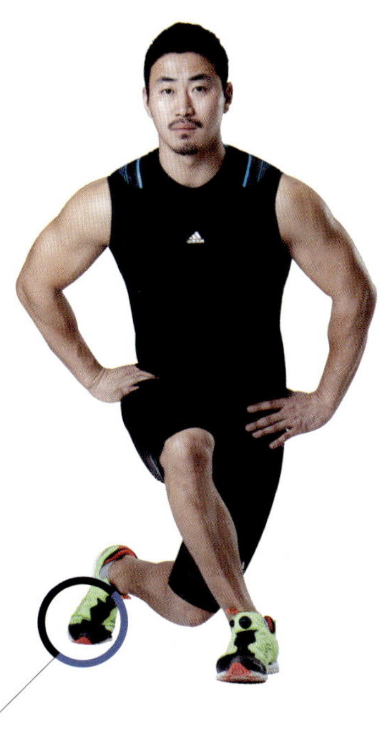

1 양다리를 교차하게 앞뒤로 두고 앉는다.
이때 무게중심은 뒤쪽 다리에 둔다.

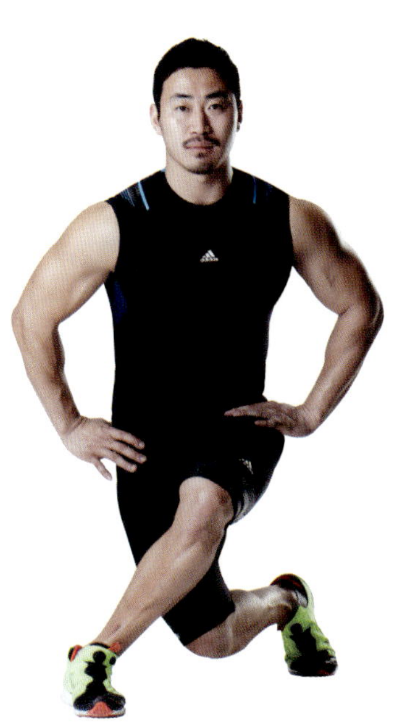

뒤쪽 다리를 넓게
잡는다. 뒤쪽 다리
무릎은 앞다리
안쪽을 향한다

2 옆으로 스텝을 옮겨 한 번 더 반복한다.
15회씩 3세트를 한다.

다리 교정으로 훤칠한 뒤태 만들기

남자들의 또 다른 고민거리인 다리 길이를 늘이는 방법을 알아보자. 휜 다리를 바로 잡는 것만으로도 키가 3~4센티미터는 더 커 보일 수 있다. 평소 잘 쓰지 않는 허벅지 안쪽 근육과 엉덩이를 자극하면 된다. 지금부터 소개할 다리교정 스트레칭을 꾸준히 하면 반듯한 다리 라인을 갖게 될 것이다.

운동효과 》 다리가 O자로 벌어지게 되면 다리 길이가 휘어진 만큼 짧아 보인다. 그러므로 다리 안쪽 근육을 단련시켜 곧은 다리로 만들어 다리를 길어 보이게 한다.

난이도 》중

다리 교정 스트레칭

1 무릎 사이를 최대한 붙힌 후 안으로 모아주며 5초간 힘을 주며 버틴다.

2 다리를 굽힌 채로 상체를 회전하고 무릎이 벌어지지 않게 모아주며 5초간 버틴다.

3 반대쪽도 같은 방법으로 실시한다.

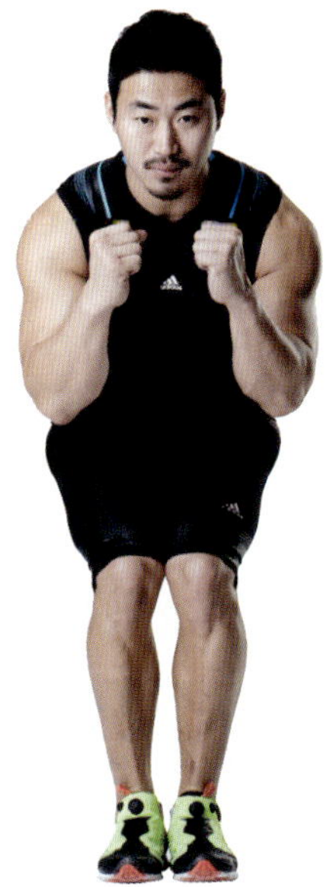
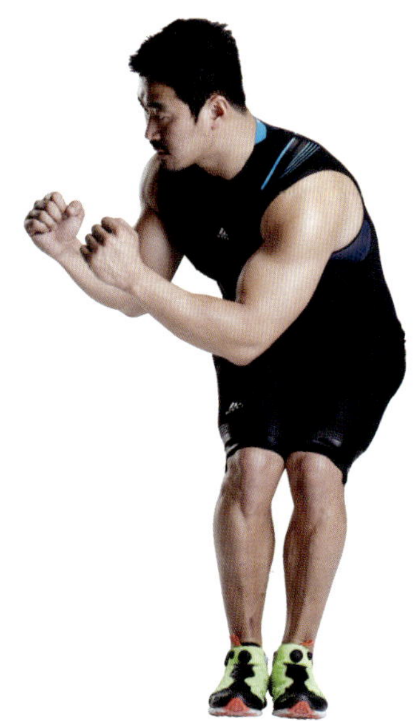
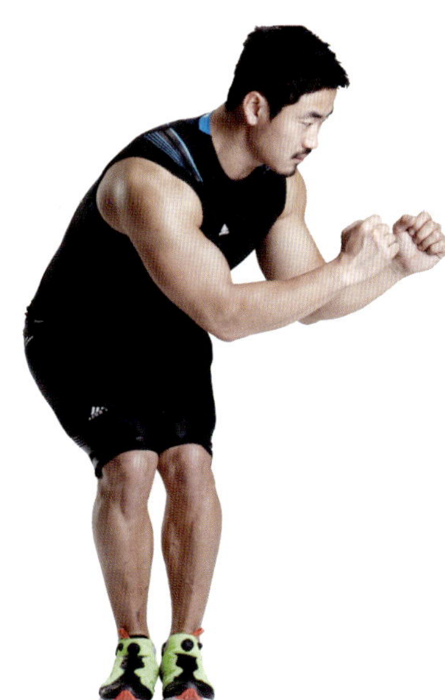

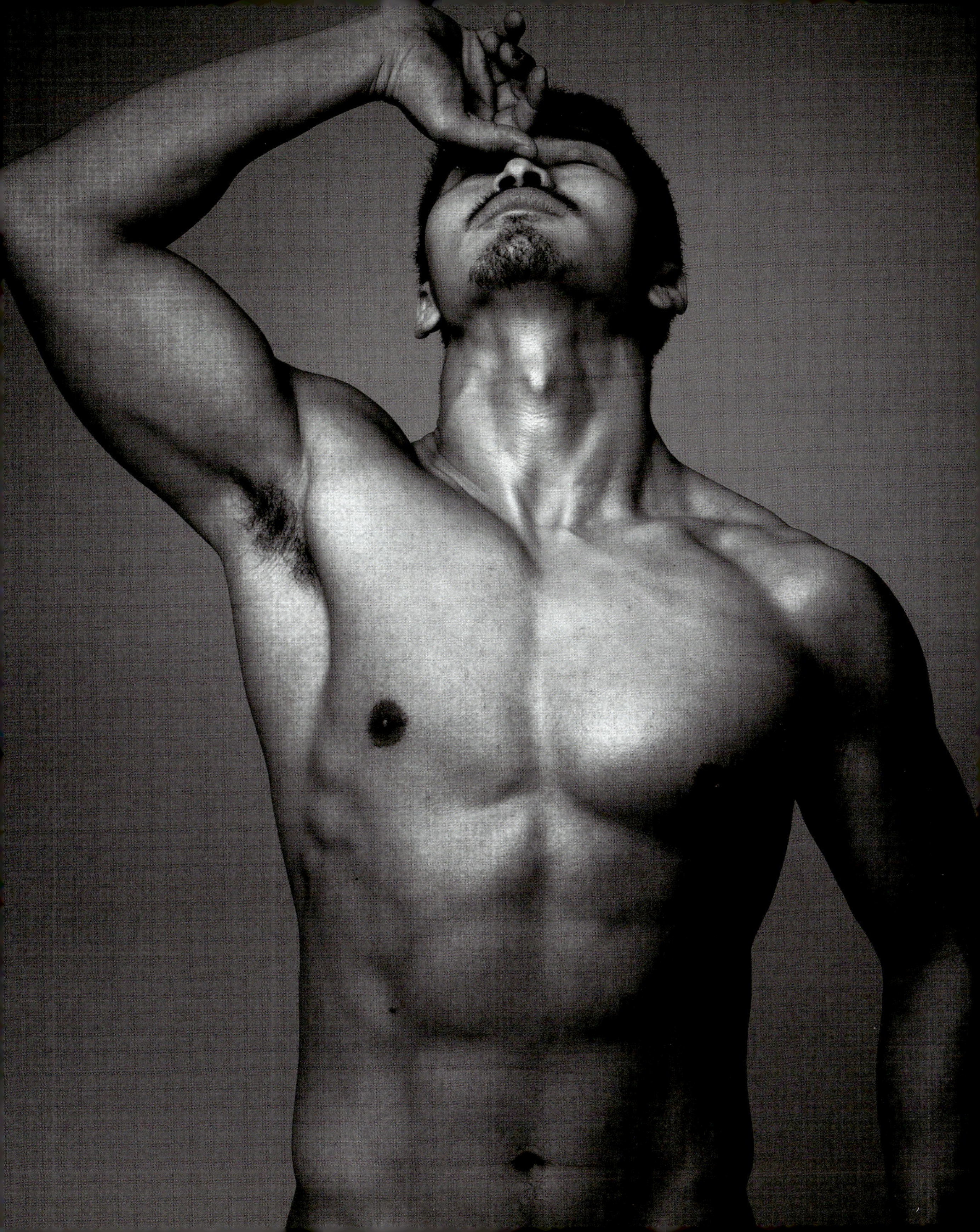

Mission 9

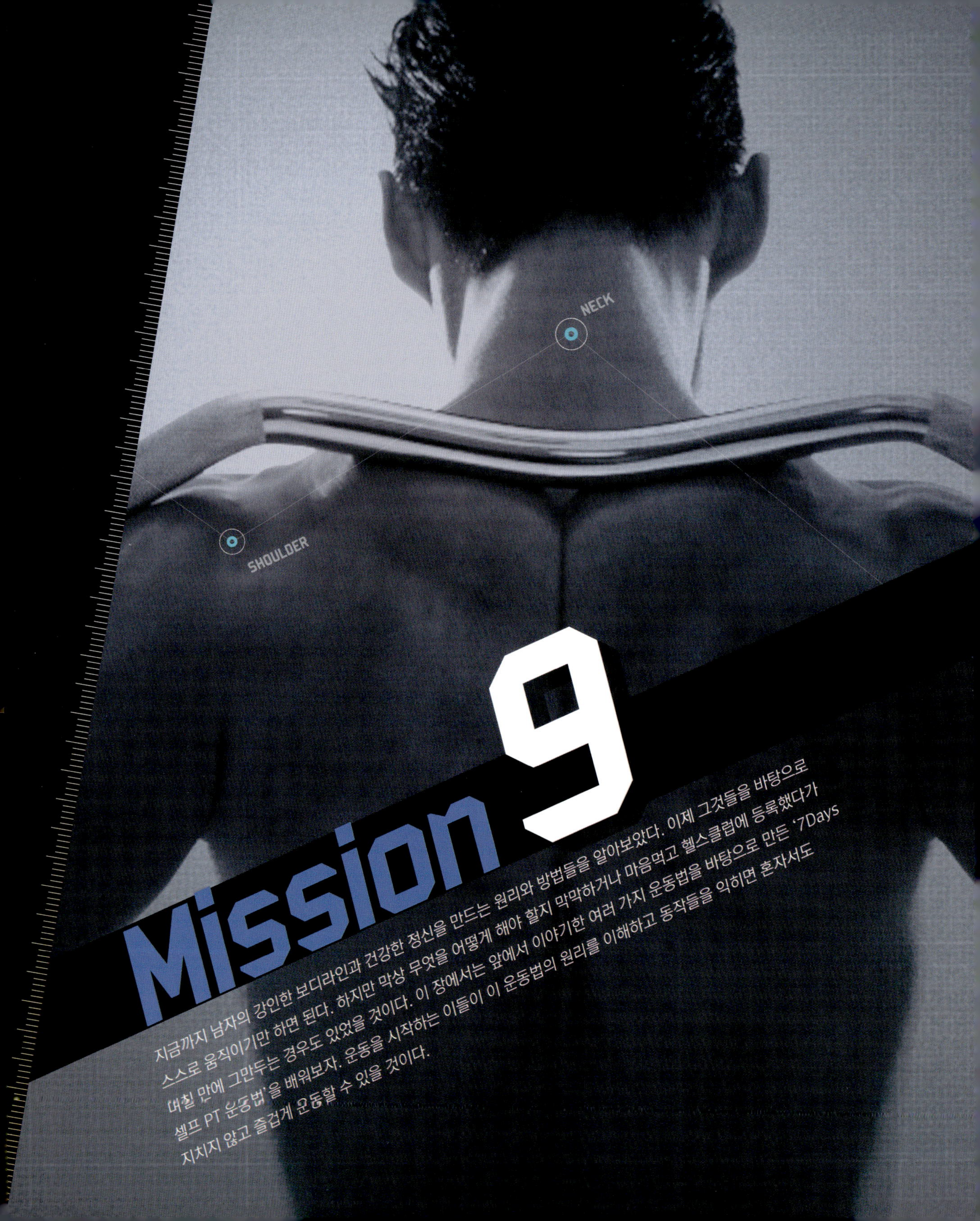

지금까지 남자의 강인한 보디라인과 건강한 정신을 만드는 원리와 방법들을 알아보았다. 이제 그것들을 바탕으로 스스로 움직이기만 하면 된다. 하지만 막상 무엇을 어떻게 해야 할지 막막하거나 마음먹고 헬스클럽에 등록했다가 며칠 만에 그만두는 경우도 있었을 것이다. 이 장에서는 앞에서 이야기한 여러 가지 운동법을 바탕으로 만든 '7Days 셀프 PT 운동법'을 배워보자. 운동을 시작하는 이들이 이 운동법의 원리를 이해하고 동작들을 익히면 혼자서도 지치지 않고 즐겁게 운동할 수 있을 것이다.

절대남자의 비밀,
혼자 해도 완벽한 셀프 PT

7Days 운동법

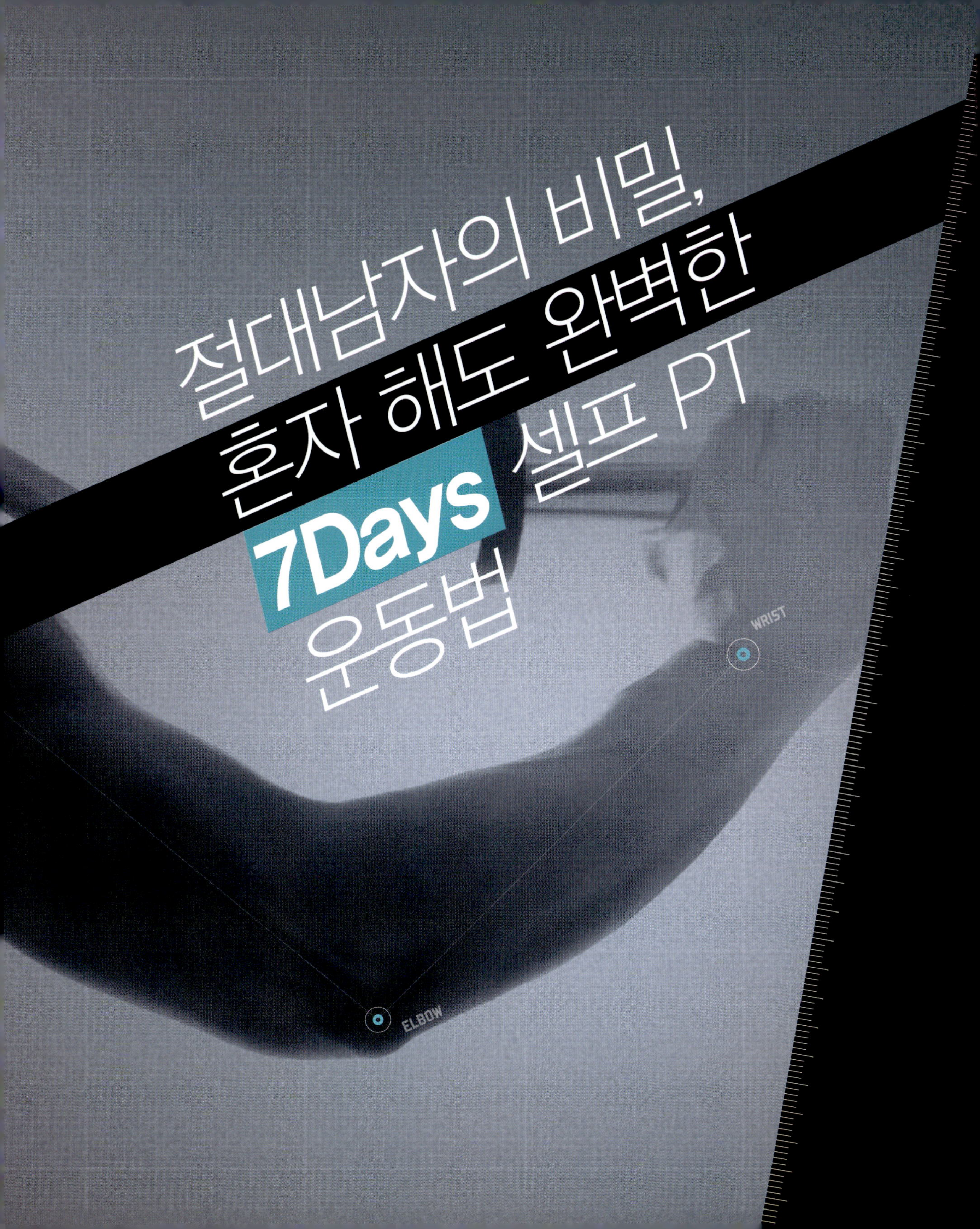

1 Days

내 몸을 알고 운동하면 백전백승!

운동을 시작할 때 가장 중요한 것은 자신의 체력을 아는 것이다. 자기 몸에 대해 아무 계획도 없이 의욕만으로 덤벼들면 운동을 제대로 해보기도 전에 금방 지치게 된다. 일단 몸 상태를 체크하고 그에 맞는 운동 목표와 알맞은 운동량을 정하는 것이 중요하다.

먼저 체성분 분석 검사를 통해 근육량을 말해주는 골격근량과 체지방량을 파악한다. 똑같은 몸무게라도 몸매가 더 탄력 있고 많이 먹어도 살이 잘 찌지 않는 사람들은 대개 체중에 비해 체지방량이 적고 골격근량은 높다. 이들은 기초대사량이 높기 때문에 가만히 있어도 다른 사람보다 에너지를 더 빨리 쓰게 된다. 체성분 분석 결과 체지방이 많다면 유산소 운동을 늘리고 근육이 부족하다면 근력 운동량을 늘리면 되며, 운동을 시작한 이후에도 한 달에 한 번씩 검사를 하여 달라진 결과에 맞춰 운동 비중을 계속 바꿔줘야 한다.

유산소 운동과 근력 운동을 얼마나 해야 하는지도 따져봐야 하는데, 이를 판단할 수 있는 간단한 테스트가 있다. 일명 '30초 미니 체력장'으로 모든 운동의 기본 동작이 되는 당기기, 밀기, 앉았다 일어나기를 얼마만큼 잘할 수 있는지를 알아봄으로써 기초 체력의 상태를 확인할 수 있다. 즉 몸을 당기는 윗몸 일으키기, 몸을 미는 푸시업, 앉았다 일어나는 스쿼트를 정해진 시간 동안 얼마나 소화할 수 있는지에 따라 체력 상태를 파악하고 자신에게 적절한 운동량을 정할 수 있다.

30초 미니 체력장

체력 나이	윗몸 일으키기	푸시업	스쿼트	조언
20대	○	○	○	한 시간 이상 운동해도 거뜬하다.
30대	×	○	○	한 시간가량 운동하되, 근력 운동과 유산소 운동의 비율 조절에 유의한다.
40대	×	×	○	근력 운동 시 너무 무거운 무게를 들지 않도록 한다.
50대	×	×	×	하루에 15~20분씩 운동하면서 체력이 향상되면 운동량을 조금씩 늘려간다.

30초 동안 윗몸 일으키기 10회, 푸시업 10회, 스쿼트 10회를 실시한다.

2 Days
혼자서 하는
머신 운동법 1

헬스클럽에서든 집에서든 운동을 시작할 때 무조건 러닝머신부터 하는 이들이 있다. 하지만 운동을 제대로 시작하고 싶다면 러닝머신에서 내려와야 한다. 그리고 근력 운동을 시작해야 한다. 탄수화물 소모가 많은 근력 운동을 먼저 해야 유산소 운동을 할 때 몸속에 남아 있는 지방을 더 많이 태울 수 있다. 유산소 운동을 먼저 해서 탄수화물을 많이 써버리면 근육 운동에 필요한 에너지가 소모되어 힘을 제대로 쓸 수 없다.

운동을 시작하기 전에는 5~10분 정도 제자리에서 가볍게 뛰어 몸을 데우고 스트레칭으로 몸을 풀어주는 동작도 필요하다. 관절을 갑자기 움직여 생기는 부상을 막기 위해서다. 그러고 나서 근육 운동과 유산소 운동을 하되 근육을 만들고 싶다면 근력 운동량을, 살을 빼고 싶다면 유산소 운동량을 늘리면서 운동량의 비중을 조절한다.

운동 초보자가 근력 운동을 위해 처음부터 덤벨을 선택하는 건 그리 좋은 방법이 아니다. 덤벨로 운동하게 되면 자세가 틀어져 다치기 쉬우므로 자세를 고정시키고 안정적으로 운동할 수 있는 웨이트머신을 이용하는 게 좋다. 그중에서도 '스미스머신'이 효과적이다. 대부분의 웨이트머신은 장치가 고정돼서 한두 가지 부위만 발달시키는 반면 스미스머신은 벤치를 넣고 빼거나 바벨 높이를 올리는 등 장치를 자유자재로 조절할 수 있어 전신 발달에 필요한 수십 가지 동작을 소화할 수 있고 자신의 체력에 맞게 난이도를 조절하기도 쉽다.

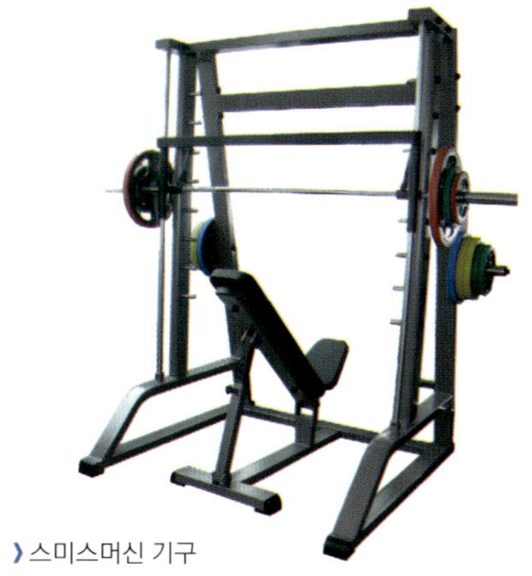

❭ 스미스머신 기구

인클라인 벤치 프레스 : 가슴 근육을 발달시키는 운동법

1. 벤치의 각도를 30~45도 사이로 조절한다.
2. 벤치에 누워 바벨을 어깨너비보다 약간 넓게 잡는다.
3. 바벨을 가슴 상단(쇄골 바로 밑 부분)까지 내린다.
4. 최저 지점에서 잠시 멈췄다가 다시 바벨을 곧게 올리면서 처음 자세로 돌아간다.

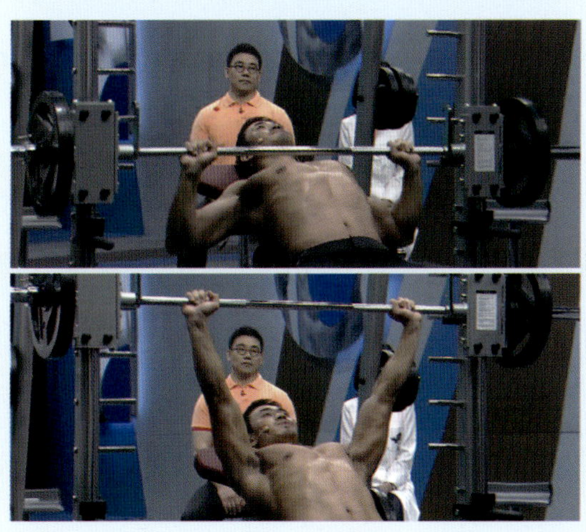

스미스머신을 이용할 때는 하루는 상체 운동을 하고 하루는 하체 운동을 하는 게 좋다. 한꺼번에 전신 운동을 해야 한다는 부담을 줄이고 체력적으로도 지치지 않기 위해서다. 바벨은 체력과 운동의 목표에 따라 자신에게 맞는 무게를 찾아야 한다. 근육을 만들고 싶다면 횟수보다는 무게가 중요한데, 최대 여덟 번 이상 들 수 없을 때까지 무게를 높이는 게 좋다. 반면 살을 빼고 싶다면 무게를 낮춰서 15~20번 정도 들어 올리면 된다. 바벨을 들어 올릴 때는 몸에서 바벨을 밀어낸다기보다는 바벨로부터 몸을 밀어내는 느낌으로 하는 게 좋다. 그래야 좋은 자세도 유지되고 부상도 방지할 수 있다. 또, 가슴 위 근육보다 가슴 아래 근육을 집중적으로 키우고 싶다면 벤치의 각도를 아래로 기울여 자세를 취해주면 된다.

그런데 헬스클럽에 다니지 않고, 기구가 없다면 8장에 나온 '가슴 단련 운동법'을 하면 좋다. 이 운동은 가슴은 물론 복근까지 강화할 수 있는 운동법이다.

스미스머신을 이용한 상체 운동의 두 번째는 등 근육을 만드는 풀업 동작이다. 팔을 어깨너비로 벌린 상태에서 바를 잡은 다음 팔을 곧게 펴고 매달린 뒤 가슴을 쭉 끌어당겨 잠깐 멈췄다가 천천히 팔을 펴면 된다. 그러면 등의 광배근과 함께 몸을 안정시켜주는 코어 근육, 등상부와 중심부 근육까지 발달시킬 수 있다. 체력이 약해 매달리기 힘들 때는 '인버티드 로우' 동작을 하면 된다. 등상부에 있는 승모근과 후면삼각근, 어깨 근육 강화에도 좋은 운동으로, 벤치를 빼고 해도 되고 벤치가 있는 상태에서 바로 이어나갈 수도 있다.

기구가 없을 때에는 8장에서 소개한 '등 근육 운동법 1, 2'를 하면 된다. 탄탄하고 멋진 나비 라인의 등 근육을 만들 수 있다.

인버티드 로우: 등 근육을 발달시키는 운동법

1. 팔을 어깨너비로 벌려 철봉을 잡는다.

2. 양쪽 견갑골을 가운데로 모은 다음, 팔꿈치를 구부리면서 가슴을 철봉 가까이로 당긴다.

3. 최고 지점에서 잠시 멈췄다가 팔을 천천히 펴면서 시작 자세로 돌아간다.

★ 인클라인 벤치 프레스와 인버티드 로우는 팔을 벌리는 위치에 따라 동작의 난이도가 달라지는데, 팔을 어깨 안쪽 범위 내에서 잡으면 이두근의 개입이 많아져 더 쉽게 할 수 있다.

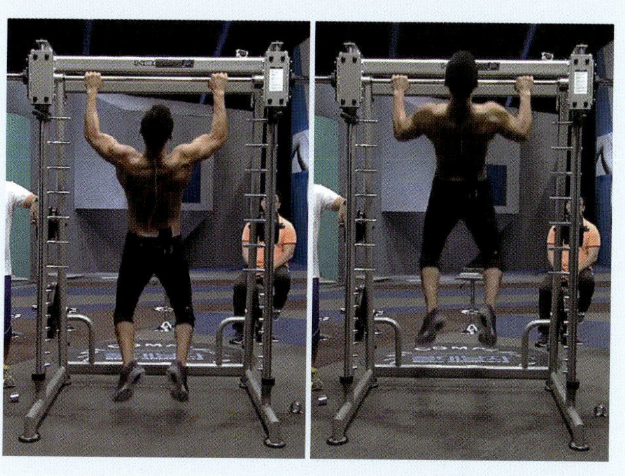

3 Days

혼자서 하는
머신 운동법 2

허벅지와 엉덩이, 기립근 근육을 위주로 발달시키는 하체 운동의 기본은 바로 스쿼트다. 스쿼트는 맨몸으로도 할 수 있고 바벨을 들고 할 수도 있지만, 스미스머신을 이용하면 기구가 고정되어 있어 자세를 안정적으로 잡을 수 있다. 그리고 바벨을 들고 할 때보다 무게의 부담을 덜 수 있어서 좋다.

스미스머신 스쿼트: 하체 근육을 발달시키는 운동법

1. 바벨을 등상부에 얹고 오버핸드그립으로 바벨을 잡는다. 발의 위치는 바보다 살짝 앞에 위치하고, 허리를 곧게 유지한 상태로 몸을 최대한 낮춘다.
2. 제일 먼저 엉덩이를 뒤로 뺀 다음 무릎을 구부리되 최저 지점에서 잠시 멈춘 다음 반대 동작을 통해 시작 자세로 돌아간다.

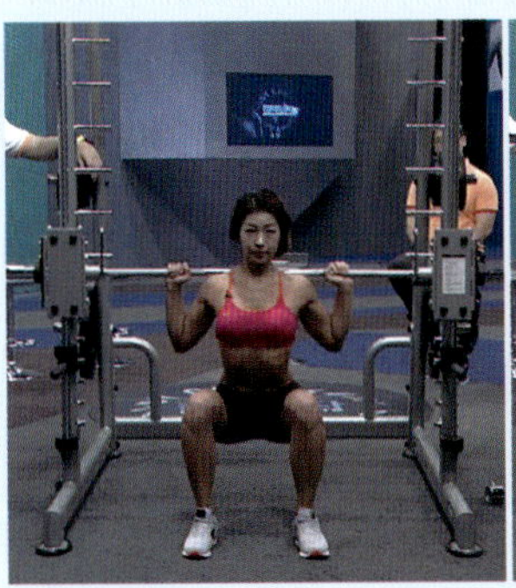
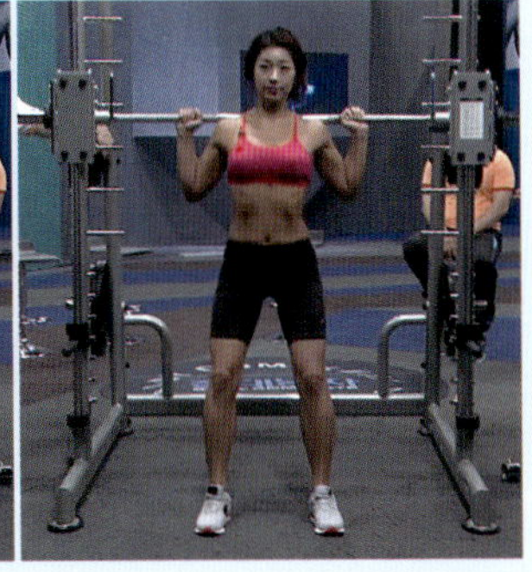

이 동작은 어떻게 응용하느냐에 따라 자신에게 취약한 부분을 더욱 강화시킬 수 있다. 스쿼트 동작에서 두 발을 모은 채 바벨을 몸 앞에 들고 앉았다 일어나는 동작을 반복하면 넓적 다리 전면에 효과를 집중할 수 있고, 다리를 어깨너비보다 두 배 벌려 하면 허벅지 안쪽 근육을 발달시킬 수 있다. 무릎이 약해 동작을 제대로 따라 하기 힘들다면 다리를 좀 더 앞으로 내밀면 된다.

스미스머신이 없다면 7장에 나온 '회오리 파워 런지'를 해주면 좋다. 이 운동은 하체를 강화시켜준다.

스미스머신을 이용한 근력 운동을 끝낸 뒤에는 러닝머신에 올라 유산소 운동으로 지방을 태우면서 마무리를 하는 게 좋다. 이때 자세가 굉장히 중요한데, 목과 허리를 곧게 세우고 어깨를 쭉 편 상태에서 무리하지 않는 보폭으로 걸어야 한다. 너무 천천히 걸으면 운동 효과가 떨어지고 시종일관 너무 빨리 뛰면 무릎과 발목에 충격이 가해져 부상을 입을 수 있다. 때문에 숨이 약간 차오르는 속도로 빠르게 걷거나, 5분 걷고 2분 뛰고 3분 경사 올려서 걷는 식으로 러닝머신을 조절하며 운동하는 게 좋다.

몸의 특정 부위가 아플 때는 이를 보완할 수 있는 머신을 선택하는 것도 중요하다. 허리가 아플 때는 러닝머신이 좋지만 무릎이 아플 때는 사이클이 적당하다. 아예 하루는 러닝머신, 다음 날은 사이클, 그다음 날은 스탭퍼로 바꿔주면 한 가지 자극만 받게 되는 부담을 덜 수 있다.

4 Days
쉬면서 근육을 키워라!

운동은 매일 하는 것보다 중간 중간 쉬면서 하는 게 좋다. 많은 이들이 운동을 할 때 근육이 움직이는 걸 보고 근육이 커진다고 생각하는데, 이는 순간적으로 혈류량이 많아져서 근육이 펌핑되는 것이지 실제로 근육량이 늘어나는 건 아니다. 오히려 충분히 쉬면서 영양을 채워줄 때 진짜로 커지게 된다. 근육을 쉬게 하지 않고 혹사시키는 오버 트레이닝을 계속하면 몸에 채워놓은 영양분이 모자라 근육 속에 있는 단백질을 에너지로 쓰게 되고 결국 근육량이 줄어든다.

사실 스미스머신을 이용한 근육 운동을 이틀에 걸쳐 상체와 하체로 나누어 한 것도 같은 이유다. 즉 근육을 움직이는 부위가 다르므로 교대로 근육을 쉬게 하는 방법인 것이다. 만약 매일 근육 운동을 하고 싶다면 하루는 가슴, 다음 날은 하체, 그다음 날은 팔뚝 식으로 근육이 겹치지 않도록 운동 부위를 조각조각 나누어 각각의 근육마다 충분한 휴식 시간을 주는 게 좋다.

5 Days

운동 효과를 두 배로 키우는
D.I.Y 운동법

하루를 쉬고 나면 다음 날 다시 운동을 하는 게 쉽지 않다. 이럴 때는 운동량을 늘리지 않고도 운동 효과를 두 배로 높이고 혼자서도 즐겁게 운동할 수 있는 방법이 필요한데, 바로 음악을 들으며 운동을 하는 것이다.

인간의 뇌파는 비트에 따라 변하기 때문에 음악을 듣게 되면 근육을 이루는 단백질인 미오신 분자가 수축하면서 근육이 같이 움직이게 된다. 그래서 음악을 들으며 운동하면 근력이나 운동 지속력이 높아지게 되는 것이다. 실제로 경쾌한 음악을 들은 농구 선수들이 그렇지 않은 선수들에 비해 기량이 약 14% 더 좋아졌다는 연구 결과도 있다.

하지만 모든 음악이 다 좋은 효과를 주는 건 아니다. 심장 박동수와 비슷한 속도의 음악을 들으면 뇌에 안정감을 주기 때문에 운동하면서 높아진 심박수, 호흡, 혈압 등을 고르게 만들면서 근육의 수축을 돕지만 지나치게 빠른 음악을 들으면 오히려 뇌를 거슬리게 해서 불안하고 피곤해지기 쉽다. 운동을 할 때는 심장이 조금 빨리 뛰기 때문에 최대 심박수의 약 80% 정도에 박자를 맞추는 게 좋으므로 분당 120~140비트를 가진 댄스음악이나 록음악이 가장 효과적이다. 몸에도 맞고 취향에도 맞는 음악을 들으며 운동한다면 덤벨 하나만 가지고도 효과와 재미를 두 배 높일 수 있다.

　　2~3일차에는 웨이트머신을 이용해서 안정적인 자세를 잡고 큰 근육을 자극시켰으니 5일차에는 작은 근육까지 세밀하게 자극시키는 운동이 필요하다. 덤벨을 이용하면 머신으로는 닿을 수 없는 근육 구석구석까지 단련시킬 수 있다. 덤벨은 크기와 무게가 다양해서 자신의 체형과 목적에 맞게 선택할 수 있기 때문에 제대로 활용하면 다른 소도구보다 큰 효과를 볼 수 있다.

　　덤벨을 이용한 셀프 운동법으로 '워킹 런지', '크로스 런지', '믹스 버피 테스트'가 있다. 셀프 운동법의 첫 번째 동작은 '워킹 런지'다. 런지 자세를 다양하게 응용해 하체 근육을 발달시키는 운동으로, 허벅지를 많이 자극하기 때문에 대퇴 이두근과 사두근을 강하게 발달시킬 수 있고 특히 중심을 이동하면서 걷기 때문에 고정된 자세에서 하는 일반 런지보다 밸런스를 잡는 데 도움을 얻을 수 있다. 또한 덤벨을 이용하기 때문에 상체도 근육도 자극할 수 있다.

워킹 런지

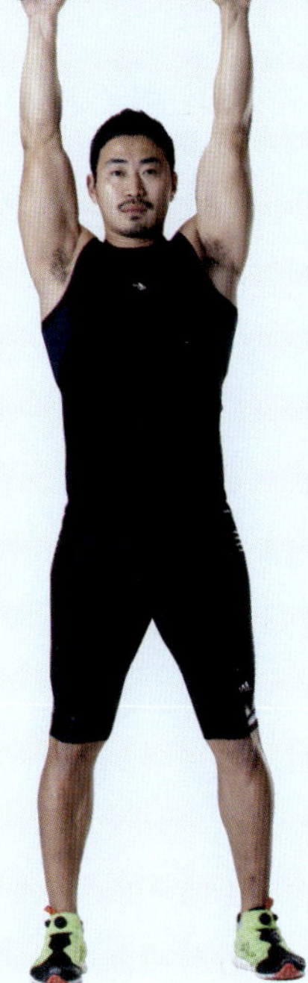

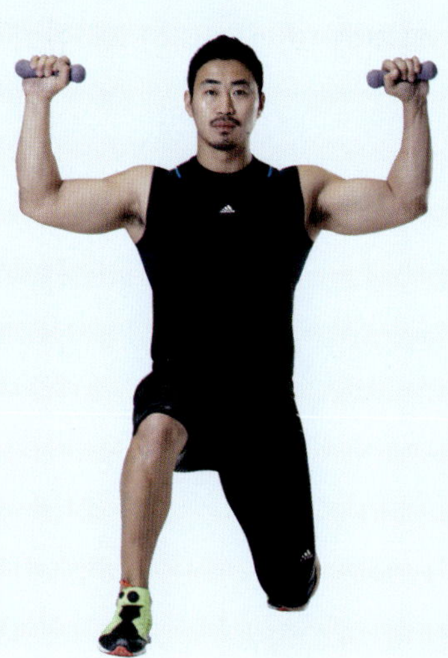

1 다리를 어깨너비로
벌리고 서서 덤벨을
쥔 양 손을 머리 위로
올린다.

2 한 발 앞으로 내딛고 다리를
90도 굽혀 앉는다. 동시에
팔도 90도 굽힌다.

3 처음 자세로 돌아온다.
반대쪽도 같은 방법으로
반복하는데, 앞으로
전진하면서 런지 동작을
한다.

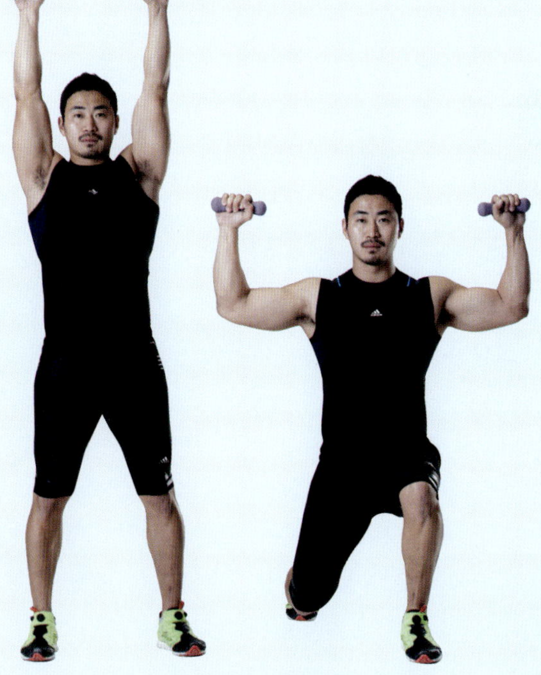

크로스
런지

2 그 상태로 일어서면서
덤벨을 쥔 손을 머리 위로
들어 올린다. 한쪽 당 4회씩
실시한다.

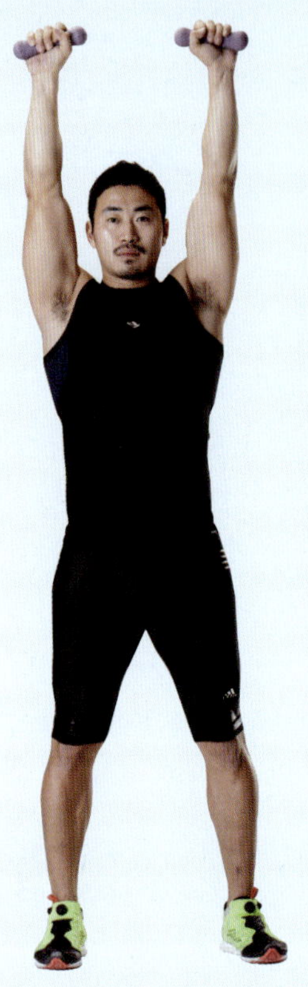

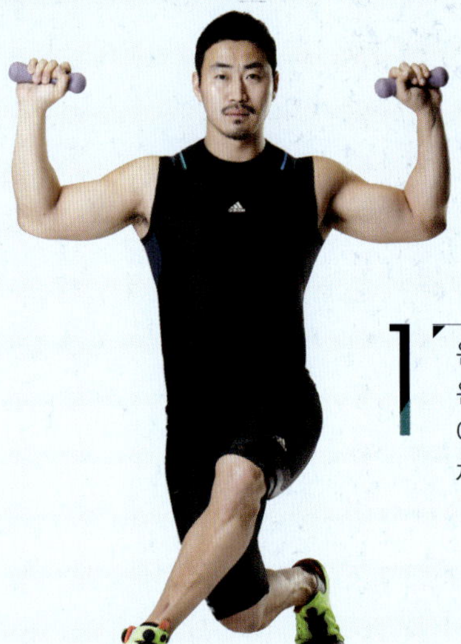

1 왼발을 앞쪽에 두고 오른발은
왼발 뒤로 뻗으며 앉는다.
이때 왼쪽 뒤꿈치를 들고
체중을 앞쪽에 싣는다.

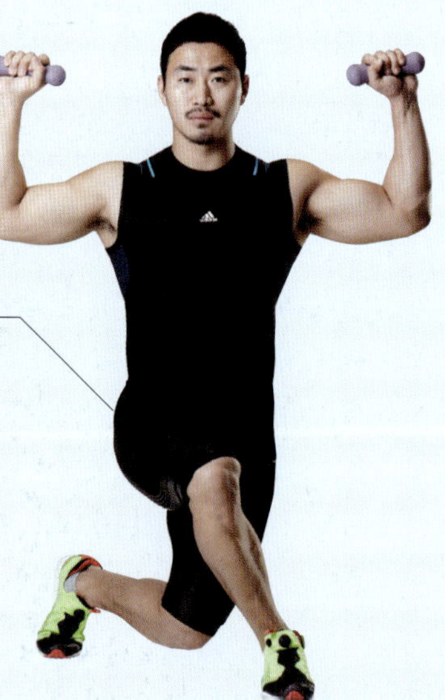

이 운동을 할 때는 무릎이 발끝보다 나오지 않게
하고, 팔을 귀 옆에 붙인다는 느낌으로 덤벨을
힘껏 들어 올린다. 이때 덤벨의 위치는 머리
앞이나 뒤로 넘어가지 않도록 한다.

믹스 버피 테스트

1 덤벨을 쥔 손으로 바닥을 짚고 손이 닿는 동시에 두 발을 뒤로 뻗는다.

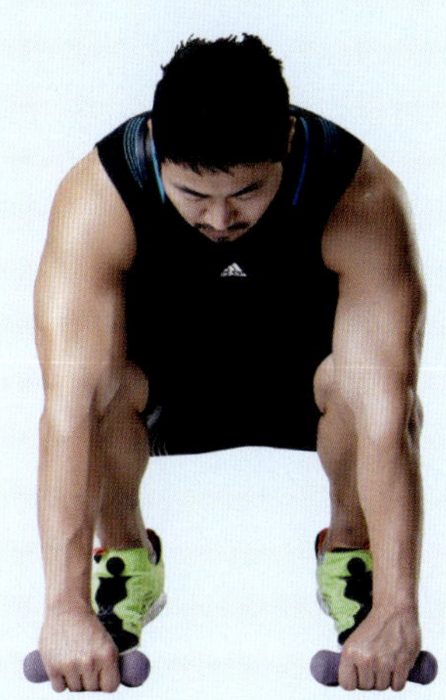

2 가슴이 땅에 닿을 때까지 푸시업을 한 후 다리를 가슴쪽으로 당겨 일어선다.

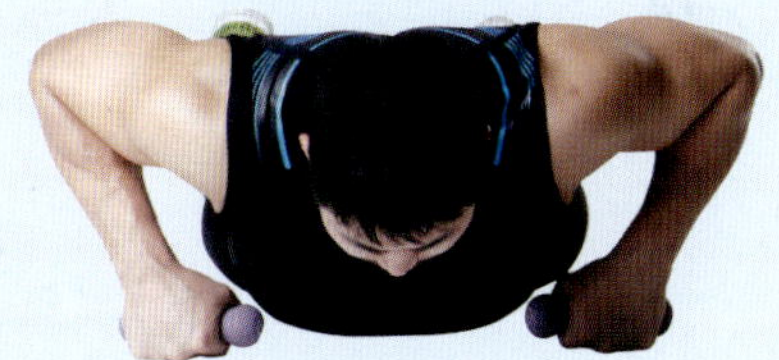

3 허리를 굽혀 가슴을 모아주는 느낌으로 덤벨을 들어 올린다. 4회 반복한다.

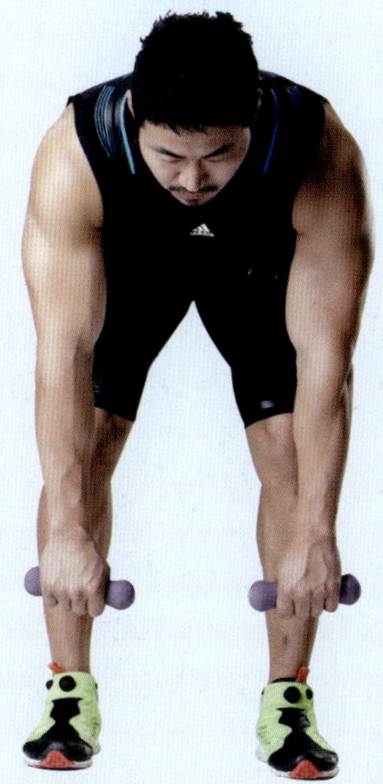

6 Days

바쁠 때는 스타카토 운동법으로
12분만 운동하라!

주말이 되면 늘어지게 쉬고 싶기도 하고 약속이 생기기도 해서 운동하기가 쉽지 않다. 그럴 때는 딱 12분 동안만 '스타카토 운동'을 하면 된다. 스타카토 운동은 20초 운동하고 10초 쉬는 동작을 8회 반복하여 총 4분간 진행되는 운동법으로, 이를 3세트 시행하면 된다. 20초라는 시간이 굉장히 짧게 느껴져도 고강도의 운동이므로 단번에 많은 에너지를 소모하게 되는 데다가 사이사이 쉬는 동안에도 우리 몸은 운동을 계속 하고 있는 줄 알고 칼로리를 쓰게 된다.

그렇다고 스타카토 운동을 오랜 시간 하는 것은 좋지 않다. 고강도 운동은 10~15분가량 했을 때 지방이 타는 데 가장 효과적이며, 그 이상 하면 너무 많은 에너지를 소모하게 되어 도리어 근육 손실이 올 수 있다. 또 평소 근력 운동을 통해 체력을 충분히 쌓지 않은 이들은 스타카토 운동을 제대로 소화하기가 쉽지 않다. 평소 꾸준히 운동하면서 몸을 만들어왔지만 도저히 시간이 없을 때 시도하는 대체 운동법이라고 생각하면 된다.

밴드 로우 앤 레이즈

1 상체를 숙인 상태에서 밴드를 잡는다.

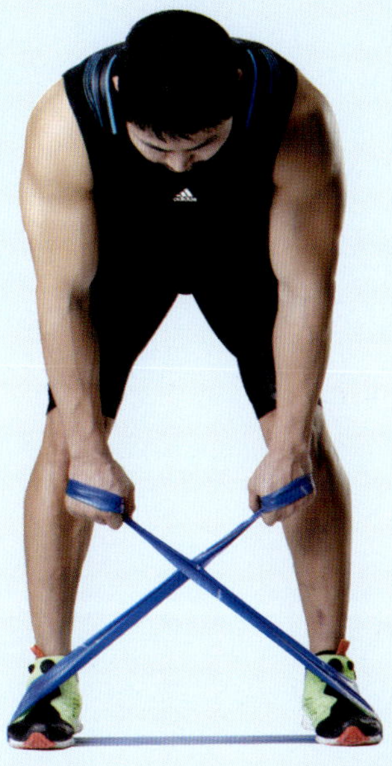

2 양팔의 팔꿈치를 굽혀 허리까지 들어 올린다

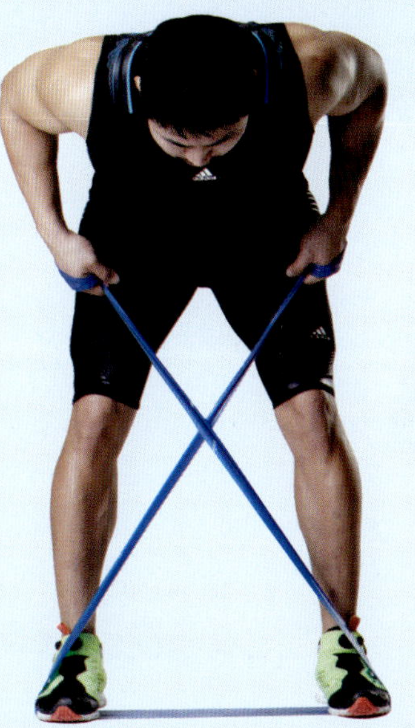

3 양팔을 곧게 펴고 머리 앞으로 들어 올린다. 20초 동안 반복한다.

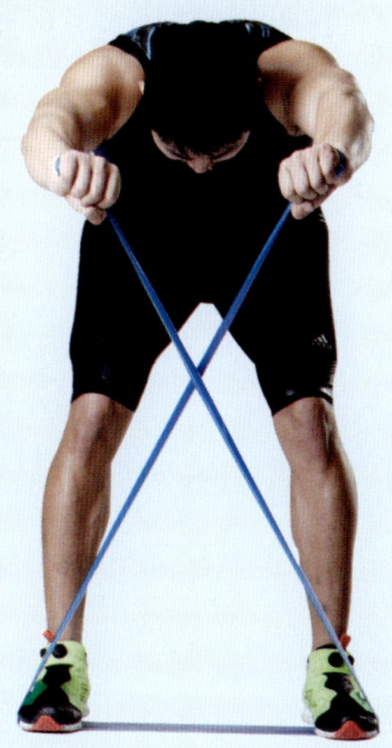

사이드 스텝
니업

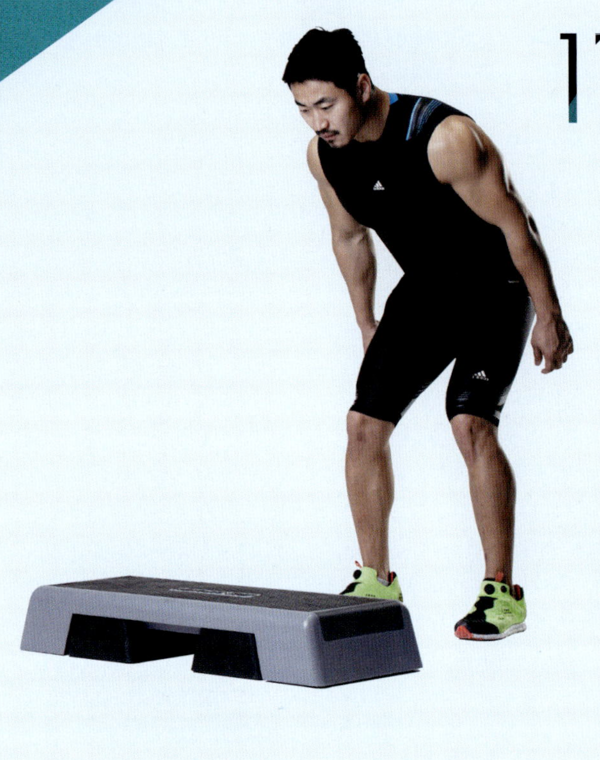

1 스텝박스를 앞에 두고
서서 스텝박스 위로
점프한다.

2 스텝박스 위에 착지한
후, 엉덩이를 뒤로 빼며
무릎을 굽힌다. 20초 동안
반복한다.

푸시업 앤 로우

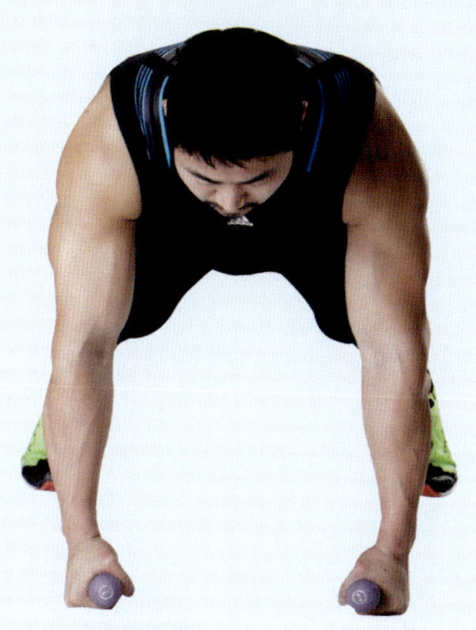

1 덤벨을 양손에 쥐고 푸쉬업 자세를 한다.

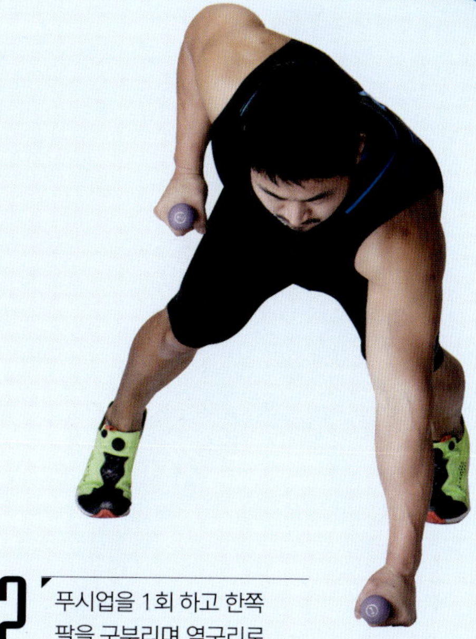

2 푸시업을 1회 하고 한쪽 팔을 구부리며 옆구리로 당겨 올린다.

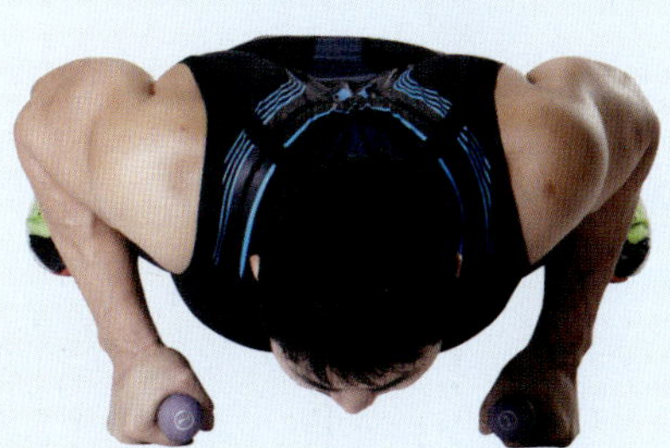

3 반대쪽 팔도 구부리며 옆구리로 당겨 올린다. 20초 동안 2~3회를 반복한다.

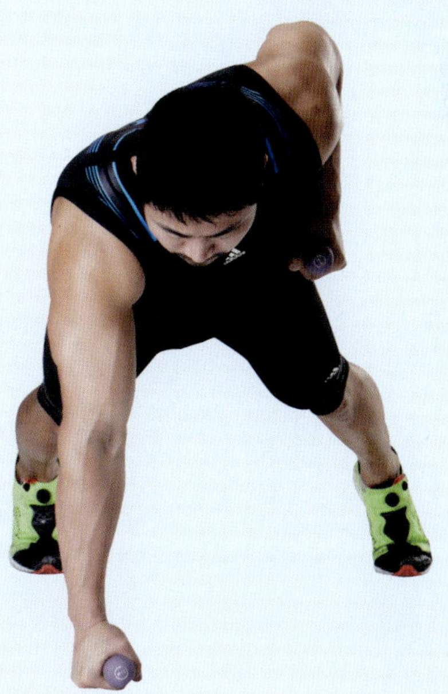

스텝 박스 사이드 스텝

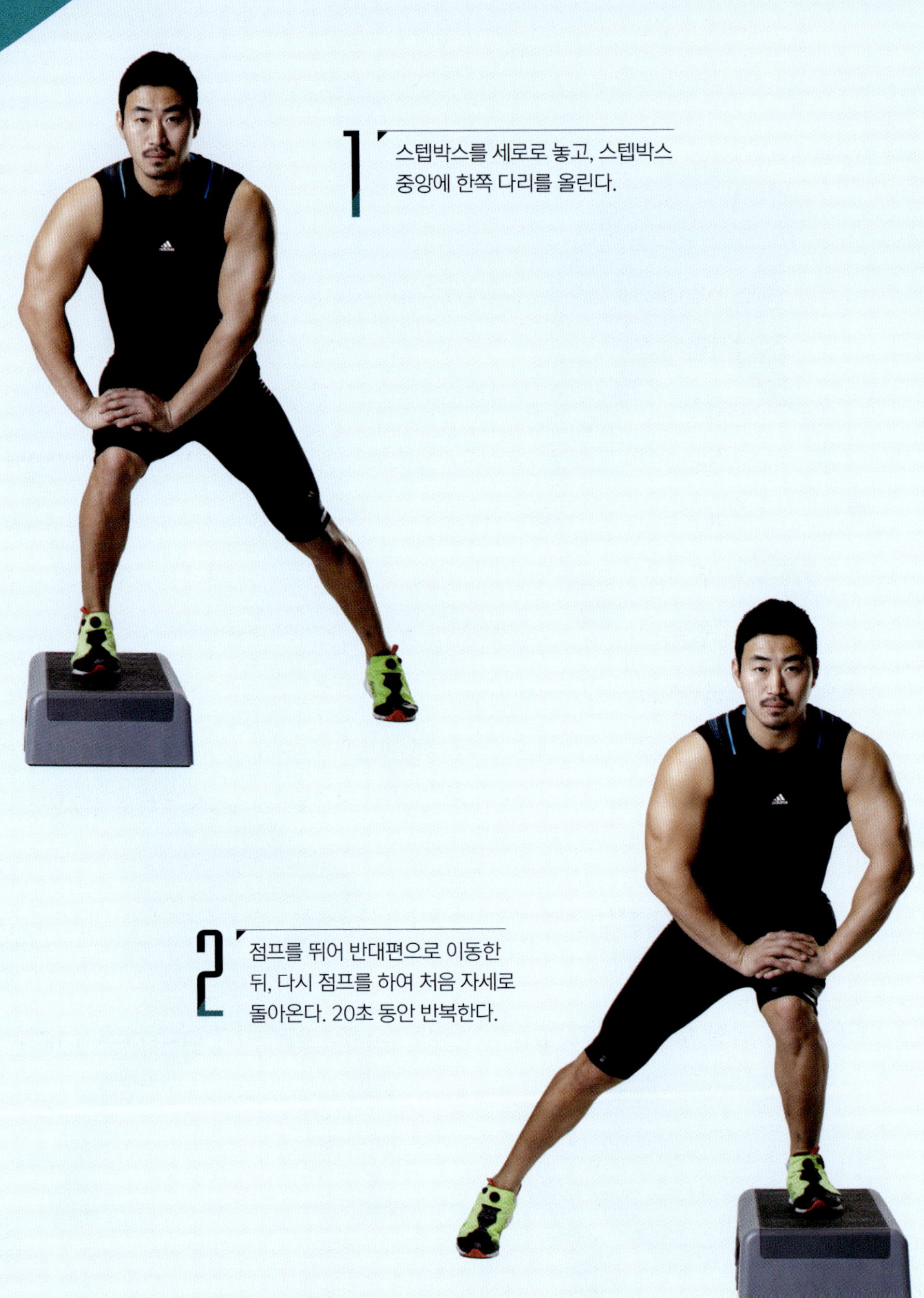

1 스텝박스를 세로로 놓고, 스텝박스 중앙에 한쪽 다리를 올린다.

2 점프를 뛰어 반대편으로 이동한 뒤, 다시 점프를 하여 처음 자세로 돌아온다. 20초 동안 반복한다.

마지막 날은 6일 동안 열심히 운동한 자신에게 상을 준다는 의미로 운동도 쉬고 칼로리를 의식하느라 못 먹었던 음식도 마음껏 먹자. 하루 동안 음식을 마음껏 먹으면 식단을 관리하면서 부족했던 영양소가 보충되어 오히려 몸을 만드는 데 도움이 될 수도 있다. 다만 저녁은 다음 날 운동할 때 영향을 미치므로 아침과 점심에 마음껏 먹는 게 좋다.

운동을 한 뒤 아무것도 먹지 않아야 몸매를 유지할 수 있다고 생각하는 이들이 있는데, 이는 잘못된 상식이다. 운동할 때는 탄수화물을 많이 쓰기 때문에 그만큼 에너지를 보충해줘야 근육이 발달한다. 예컨대 운동하기 전이나 운동한 후, 한 시간 내에 포도 주스나 오렌지 주스처럼 흡수가 빠른 단당류 음식을 먹으면 좋고, 살을 빼느라 식단을 조절하고 있는 이들은 바나나처럼 저칼로리 음식을 먹는 것이 좋다.

물론 닭가슴살도 빼놓을 수 없다. 닭가슴살은 탄탄한 몸을 만들기 위해 운동을 하는 이들이 흔히 먹는 대표적인 음식이다. 그만큼 효과가 있기 때문이지만 매일 먹다 보면 질릴 수 있으므로 입맛을 돋우는 조리를 가미하는 것도 나쁘지 않다.

카레 가루를 뿌려 구운 닭가슴살과 해초 샐러드

카레는 닭 특유의 냄새를 잡아주고 특히 카레의 강황 성분은 콜레스테롤 수치를 낮춰주며, 해초 샐러드는 칼로리가 낮은 데다가 비타민, 무기질, 미네랄이 풍부하다.

닭가슴살 셰이크와 삶은 달걀 두 개

닭가슴살에 탄수화물이 풍부한 바나나와 삶은 고구마, 좋은 불포화지방산인 견과류를 섞어 물을 부어 믹서로 갈면 되는데, 좀 더 단맛을 원한다면 물 대신 포도 주스나 알로에 주스를 넣고 갈아도 좋다. 달걀은 흰자뿐만 아니라 노른자까지 먹는다. 노른자에는 지방을 녹이는 레시틴 성분이 들어 있기 때문이다.

절대남자여,
운동을 **습관화**하라!

우리는 이 책을 통해 절대남자가 되는 아홉 가지 방법을 알려주었다. 피지컬, 메디컬, 보디, 푸드, 스포츠까지 각 분야의 대표 마스터 군단이 자신만의 경험과 노하우를 공개했다. 스타 트레이너들이 알려주는 운동법들이 단순한 동작으로 이루어져 쉽게 따라할 수 있을 것 같지만 실상 직접 해보면 그리 쉽지 않음을 느낄 것이다. 한 번 따라해보고, 새로운 운동법을 배웠다고 착각하지 마라. 알고 있는 것과 몸에 익힌 것은 다르다. 정성을 들여 한 동작 한 동작을 정확하게 하고, 무엇보다 배운 운동법을 꾸준히 실천하는 것이 중요하다. 운동은 당신의 삶에 새로운 활력소가 될 수 있다. 우리가 공개한 '1% 시크릿'을 통해 최고로 멋진 절대남자가 되라!

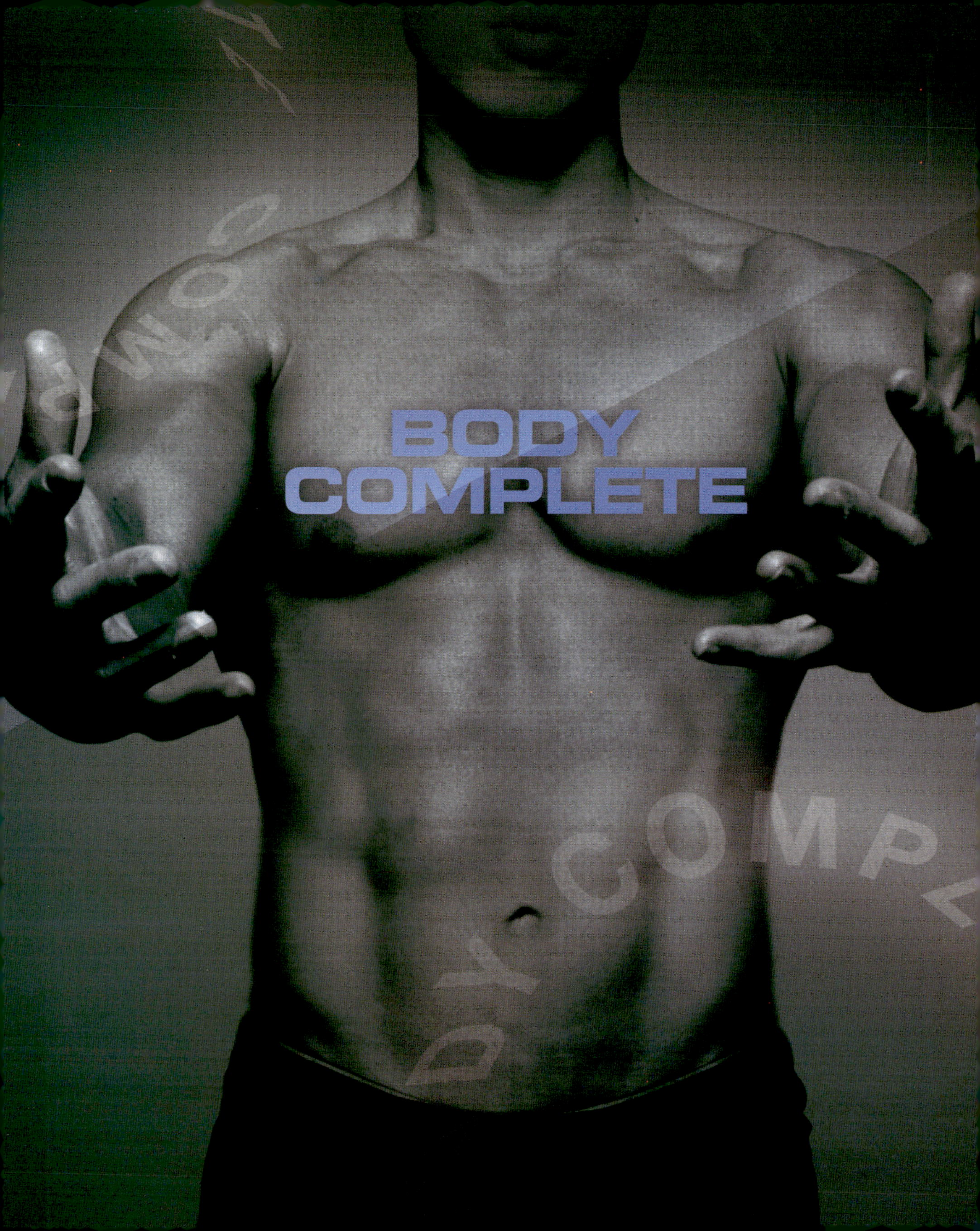

BODY
COMPLETE

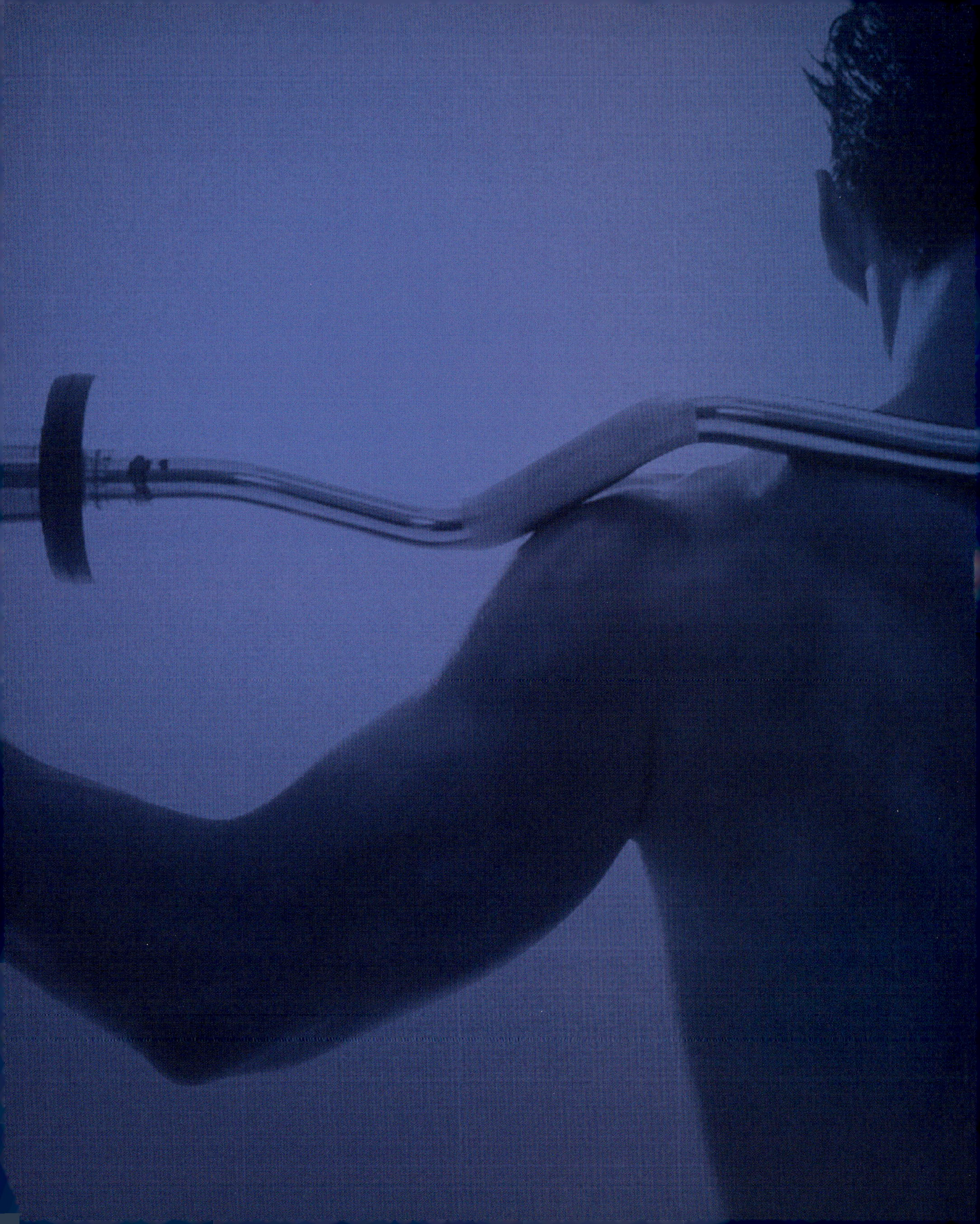

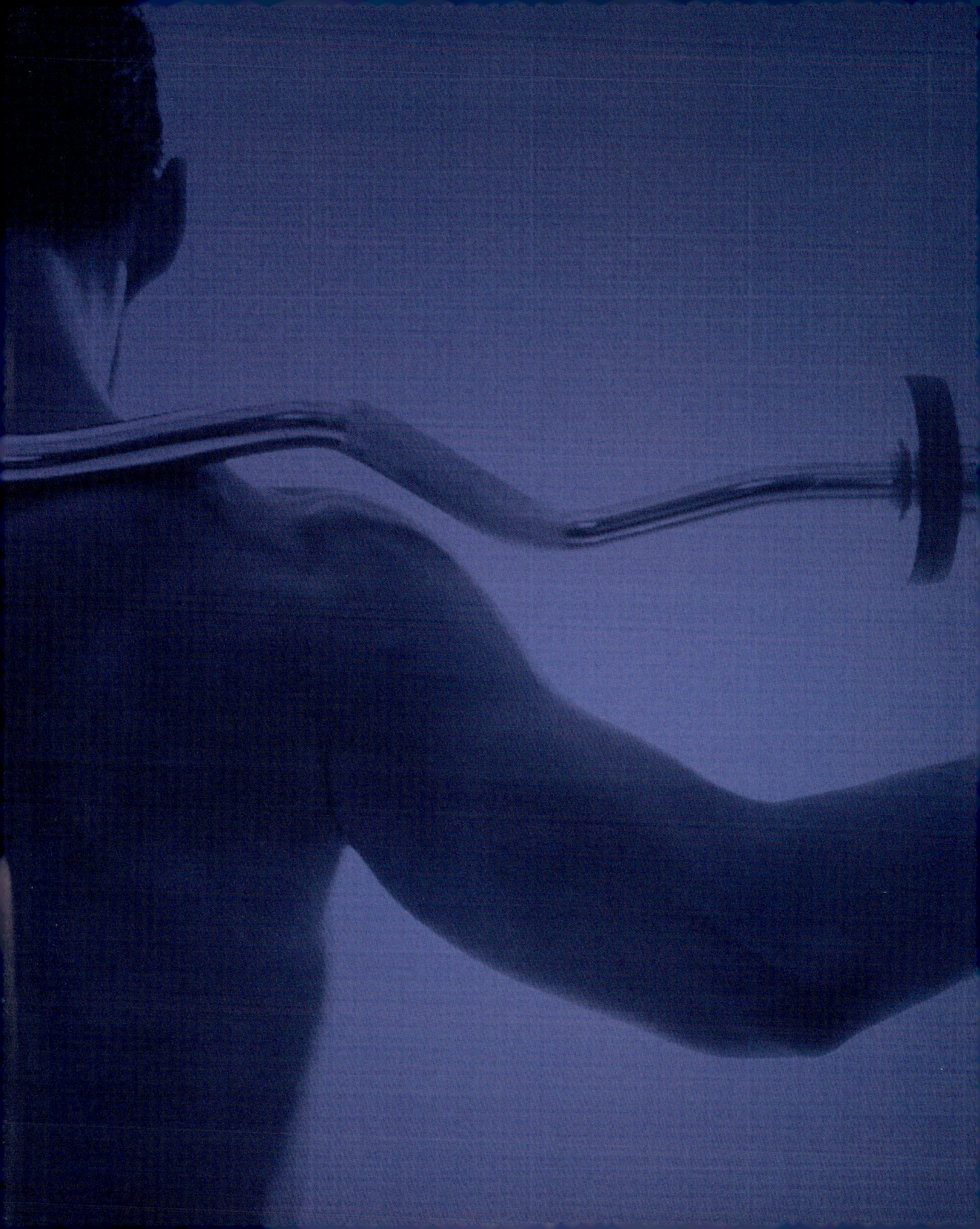